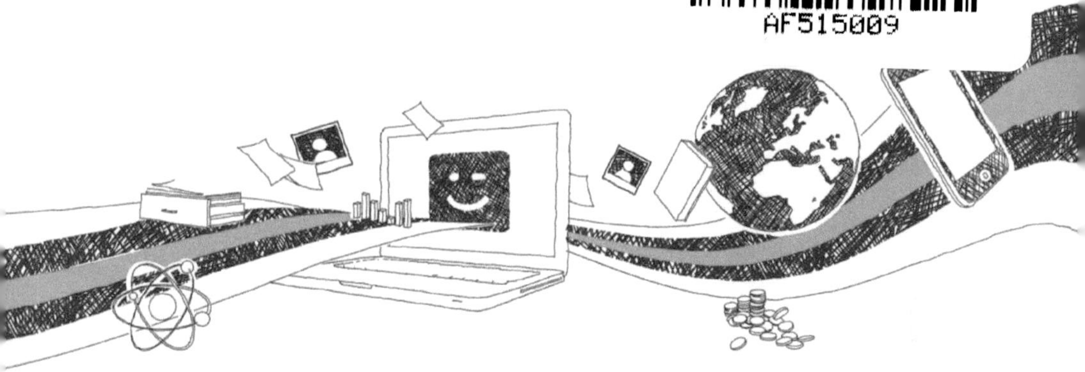

Herbert Langmair

Eurythmietherapie eine wirksame Bewegungstherapie

Band 3

Begegnung - Eurythmietherapie und Strabismus

GRIN Verlag

Bibliografische Information der Deutschen Nationalbibliothek:

Die Deutsche Bibliothek verzeichnet diese Publikation in der Deutschen Nationalbibliografie; detaillierte bibliografische Daten sind im Internet über http://dnb.d-nb.de/ abrufbar.

Impressum:

Druck und Bindung: Books on Demand GmbH, Norderstedt Germany
ISBN: 978-3-640-50511-1

Dieses Buch bei GRIN:

http://www.grin.com/de/e-book/131942/begegnung-eurythmietherapie-und-strabismus

ipf Initiative für Praxisforschung

Schriftliche Arbeit zur Erlangung der Bachelor Äquivalenz der Eurythmiediplome

Begegnung

Welche Rolle spielt Beziehungsgestaltung in der Eurythmietherapie?

Teil 1: Kritische Reflexion der Literatur zum Thema Begegnung

Teil 2: Begegnung in der Praxis. Eine Einzelfalldokumentation

Herbert Langmair

Russikon, 7. 5. 2009

Inhaltsverzeichnis:

Einleitung

In der bis heute veröffentlichten Literatur zur Eurythmietherapie wird die Begegnung zwischen Therapeut und Patient und die daraus hervorgehende Beziehungsgestaltung als Teil des therapeutischen Ansatzes kaum erwähnt. Meiner Ansicht nach wird mit diesem Thema ein wesentlicher Faktor, der zum Gelingen oder Scheitern einer therapeutischen Intervention beiträgt, angesprochen. Ich möchte mit dieser Arbeit dazu beitragen, dass die Hintergründe zur Beziehungsgestaltung und der Wert der Begegnung während der Behandlung erkennbar werden können.
Die folgenden Ausführungen sollen meine Fragestellung verdeutlichen.

In seinem erfrischendem Werk über die modernen Entwicklungen in der neurobiologischen Forschung beschreibt Joachim Bauer (2006:165), dass in unseren neurobiologischen Systemen, nicht der - in der Vergangenheit immer wieder als primär dargestellte - Kampf ums Überleben, sondern Kooperation die Grundlage jeglicher neurobiologischen Entwicklung sei.
Unter anderem beschreibt er die Epigenetik (die Lehre von der biochemischen Verpackung der Gene) und weist darauf hin, dass neben der klassischen Vererbung eine davon unabhängige Weitergabe von biologischen und psychologischen Merkmalen von einer Generation zur nächsten stattfindet. Dies drückt sich im späteren Leben als das spezielle Bindungsverhalten aus, welches jeder einzelne Mensch zu seinen primären Bezugspersonen entwickelt. Er schreibt in seinen Ausführungen aber auch, dass nur in der Pubertät - bei adäquater Begleitung - oder in der Psychotherapie *"dem ewigen Weitergeben und Wiederholen von Mustern zu entgehen ist."*
(Bauer 2006:173)

Dies scheint mir eine etwas pessimistische Sichtweise. Sind die Entwicklungsmöglichkeiten des Menschen wirklich so beschränkt?
Diese Frage möchte ich gerne weiterverfolgen, da ich in meiner Tätigkeit als Eurythmietherapeut immer wieder Erfahrungen mache, die gerade auf eine sehr wandelbare menschliche Konstitution hinweisen und weil in meiner therapeutischen Arbeit täglich Beziehung gestaltet werden muss. Den Kontext meiner Arbeit bilden meine therapeutische Praxis seit 1998 und die dort stattfindende Begegnung zwischen Klient und Therapeut.
Beziehungsgestaltung ist meines Erachtens einer der Grundpfeiler jedes therapeutischen Ansatzes.

Dies soll ein kleines Beispiel aus meiner Praxis verdeutlichen: Eine Klientin hatte längere Zeit Disziplinprobleme, bis ich eines Tages ganz gelassen zu ihr sagen konnte:

> Ich glaube, du findest es manchmal schlimm, wenn die Erwachsenen immer wieder zu dir sagen, dass du unruhig und zappelig bist. Ich finde das kein Problem, dafür hast du viel Kraft und Lebensfreude. Du sollst hier einfach lernen dich zu konzentrieren, so dass du besser lernen kannst. (persönliche Notizen)

In dem Moment war für mich an ihrer nonverbalen Reaktion spürbar, dass sie den Eindruck hatte, dass ich sie verstanden habe. Von dem Moment an war Beziehungsgestaltung möglich und wurde eine innere Entwicklung bei der Klientin auch für ihr Umfeld wahrnehmbar.

Ziele, Methoden und Charakter der Studie:

Das Ziel dieser Studie ist das Aufzeigen der Bedeutung der Begegnung im eurythmietherapeutischen Prozess. Sie soll zeigen, ob die vermutete Wirkung der daraus folgenden Eigeninitiative und Ich –Stärkung der PatientIn im Genesungsprozess (leichtes Schielen) eintritt. Meine diesbezügliche These lautet: Nur mit gelungener Beziehungsgestaltung wird Eurythmietherapie wirksam.
Im 1. Teil dieser Studie werde ich eine Auswahl aus der Literatur zum Thema Begegnung untersuchen und mit Erfahrungswerten aus der therapeutischen Praxis vergleichen. Im 2. Teil werde ich dann an Hand einer Einzelfalldokumentation die Wirkung der Beziehungsgestaltung in der Eurythmietherapie und die Wirkung der Therapie auf die Patientin darstellen. Als Methoden und Indikatoren dienten mir:

- Teilnehmende Beobachtungen in der Therapiestunde
- Auswertung von Videoaufzeichnungen
- Interview mit der KlientIn

Ich hoffe, dass diese Arbeit zu einem fruchtbaren Dialog zwischen Psychotherapeuten und künstlerischen Therapeuten anregen kann. Im Anhang werden Themen, die im Kontext dieser Arbeit nicht vollständig erfasst werden konnten, ausführlicher dargestellt. Innerhalb der Arbeit werden die Begriffe zur Verbesserung der Lesbarkeit nur in ihrer männlichen Form verwendet.

Motto:

„[...]Ich werde am Du; Ich werdend spreche ich Du. Alles wirkliche Leben ist Begegnung.

(Martin Buber,. *„Ich und Du“ (1923)“Das Dialogische Prinzip“ Sammelband 2006:15)*

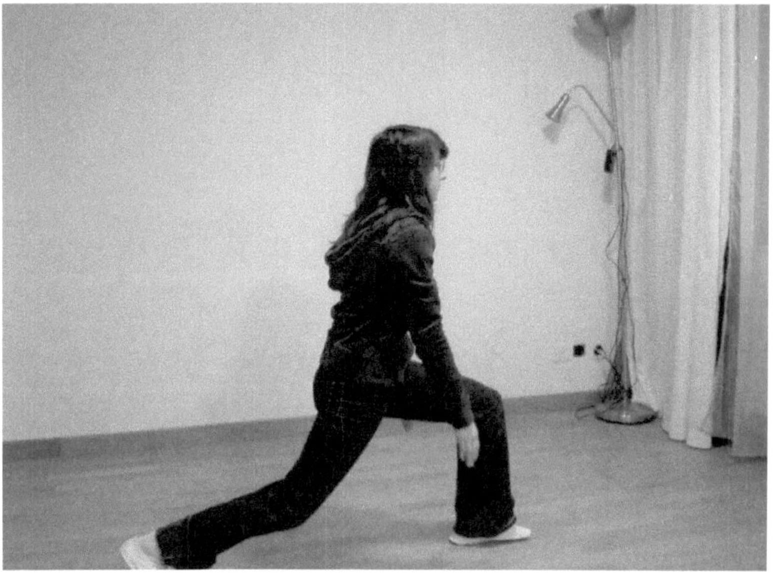

Foto 1 Langmair H.: Klientin während der Eurythmietherapie (Lautgestalt M –oben/unten)

Teil 1

Kritische Reflexion der Literatur zum Thema Begegnung

1. Beziehung:

Was ist Beziehung?

Eine Definition von Beziehung lautet: „Beziehung ist der Bezug in einem Bezugssystem".

http://de.wikipedia.org/wiki/Beziehung [28.3.2009 Diese Seite wurde zuletzt am 26. März 2009 um 21:16 Uhr geändert.

Der Begriff „soziale Beziehung" geht auf Max Weber zurück, dieser definiert:

> Die soziale Beziehung besteht also durchaus und ganz ausschließlich: in der Chance, dass in einer (sinnhaft) angebbaren (sic) Art sozial gehandelt wird, einerlei zunächst: worauf diese Chance beruht.
> (Weber 1922:13).

Soziale Beziehung ist, sowie Weber beschreibt, in erster Linie eine Chance für soziales Handeln und definiert noch nicht die Qualität dieser Handlungsweise. Wie wir aber am obigen Zitat (Weber) ablesen können, ist die Qualität dieser Beziehungsgestaltung ausschlaggebend für die Weiterentwicklung des Menschen als soziales Wesen.
Was bedeutet aber Beziehungsgestaltung in den komplexen Bezugssystemen zwischen Menschen?
Sie bedeutet, meine ich, beim Kleinkind sogar die Grundlage seines Lebens. Die grausigen Experimente des Stauferkaisers Friedrich II., der schon im 13.Jahrhundert demonstrierte, dass bei Kleinkindern, welche gepflegt wurden, aber keine liebevolle Zuwendung erleben durften, schwere Entwicklungsstörungen auftraten, erhärten meines Erachtens die oben gemachte These, dass Beziehungsgestaltung eine wesentliche Grundlage für menschliche Entwicklung und Gesundheit darstellt. Die Experimente des Stauferkaisers endeten mit dem Tod der betreuten Kleinkinder. Es wurde deutlich, dass ohne menschliche Zuwendung Kinder sich nicht zu menschlichen Wesen entwickeln können, da sie an mangelnden Entwicklungsanreizen starben.
(vgl. Anhang 1.1.)
Jean Itard (1964: 186) beschreibt den grossen Leidensdruck, der bei ihm entstand, wenn er mit Viktor, einem 12jährigen Knaben, der im Wald völlig verwildert gefunden worden war, an der Ausbildung von dessen Nachahmungsfähigkeit und Aufmerksamkeit arbeitete. Die menschliche Sprache war für diesen Jungen kaum mehr erlernbar und jeder kleinste Entwicklungsschritt kostete unendliche Geduld und Zuwendung. Itard arbeitete, um diesen Jungen nur einigermassen erreichen zu können, mit kräftiger emotionaler Verstärkung und Zuwendung. Er musste feststellen, dass in diesem Alter die menschliche Sprache kaum mehr erlernbar war, konnte aber erleben, dass die Entwicklungsbereitschaft des jungen Wilden zunahm. (vgl. Anhang 1.2.)

1.1. Was geschieht physiologisch bei einer Begegnung?

Joachim Bauer beschreibt in seinem Werk (2006: 30), dass es zur Aktivierung der Motivationssysteme im Gehirn einen Stimulus, wie zum Beispiel den Blickkontakt eines freundlichen Menschen, braucht. Menschliche Zuwendung aktiviert unter anderem endogene Opioide, wodurch schmerzstillende Wohlfühlbotenstoffe im Gehirn aktiviert werden.

Er beschreibt drei Hormontypen, die unterschiedlich auf psychogene Stimuli reagieren.

(Bauer *2006:30)*

> "Das Gehirn macht aus Psychologie Biologie": Psychotherapie heilt seelische Erkrankungen und hat positive Effekte auf Gehirn und Körper [...] Seelische Erkrankungen bilden sich keineswegs von selbst zurück. Psychotherapie hilft nicht nur der Seele, sondern auch dem Körper, denn in einem lebenden Organismus sind *alle* biologischen Funktionen zutiefst "beseelt".
> http://www.psychotherapie-prof-bauer.de [27.3.2009]

1.2. Was sind die physiologischen Grundlagen von Beziehung?

Bauer beschreibt, dass durch Zuwendung, Anerkennung und Kooperation im Gehirn Botenstoffe frei werden, die die Leistungsbereitschaft der KlientIn erhöhen und deren hormonellen Motivationssysteme anregen.

> Psychische Einflüsse führen zur Ausschüttung von hormonellen Substanzen, die eine Stress abbauende und Wohlbefinden steigernde Wirkung haben. Dopamine lösen die Lust aus, etwas zu tun.Opioide lösen die Freude am Tätigsein aus, ein starkes Wohlgefühl. Oxytozin löst aus, dass ich mich für einen anderen Menschen einsetzen möchte.
> (Bauer 2006:33)

Ausserdem beschreibt er, dass wir, indem wir anderen Menschen begegnen, eine direkte Wahrnehmung von seiner Persönlichkeit und von deren Wirkung auf uns selber haben. Ein ähnliches Phänomen ist die Fähigkeit der direkten Nachahmung von Bewegungen eines anderen Menschen. Die sogenannten Spiegelneuronen sind Grundlage zur Fähigkeit der emotionalen, intuitiven Resonanz. Das, was jemand empfindet, dringt direkt in mein Seelenleben ein und beeinflusst mich.

(Bauer 2005:88)

(vgl. auch Anhang 1.6. und 1.7. zu den Begriffen Bindung und Übertragung)

Bauer beschreibt in seinem Werk schlussendlich 5 Grundvoraussetzungen, die es uns ermöglichen, eine gesunde Begegnung mit dem Gegenüber eingehen zu können:

1. Sehen und Gesehenwerden,
2. gemeinsame Aufmerksamkeit gegenüber Dritten,
3. emotionale Resonanz
4. gemeinsames Handeln und
5. das wechselseitige Verstehen von Motiven und Absichten.
(Bauer 2006:192)

Diese Begegnungsqualitäten bilden die seelische Grundlage dafür, dass jene oben beschriebenen Hormone im Organismus ausgeschüttet werden können.

1.3. Was sind die psychologischen Grundlagen von Beziehung?

In der Literatur werden unter anderem durch Fritz Riemann verschiedene Formen von Beziehungstypen erwähnt. Riemann unterscheidet den planenden, nach Sicherheit suchenden, den improvisierenden, den immer verzeihenden, den distanzierten, den eigensinnigen Beziehungstyp. Riemann betont aber, dass ein Mensch nicht nur eine dieser Charaktereigenschaften hat, sondern individuell und wandlungsfähig ist und z.B. einen Bereich stärken kann, der bisher nur schwach ausgeprägt war.
(Riemann 1961:14)

Schon in der altgriechischen Temperamentenlehre wurden Beziehungstypen beschrieben. Riemann entspricht aber, dadurch, dass seine Beziehungstypen als Forschungsergebnis aus seiner Arbeit an der 1974 gegründeten Münchner Akademie für Psychoanalyse und Psychotherapie entstanden, den heute üblichen Standards. Riemann spricht folgende Grundthemen in unserem Beziehungsverhalten an:

Nähe und Distanz,
Dauer und Wechsel,
Bindung und Ablösung,
Zuwendung und Abgrenzung,
Hingabe und Selbstbehauptung.
(vgl. Anhang Nr.1.10 /Beziehungstypen)

Ewiges Weitergeben von Mustern scheint, wie in der Einleitung erwähnt, hier ein Grundthema, zu sein, Riemann spricht aber trotzdem von der „Wandlungsfähigkeit des Menschen“, indem er immer wieder danach strebt, diese Gegensätze auszugleichen.
(Riemann 1961:17)

An diesem Punkt frage ich mich, was den Menschen dazu bringen kann sich von diesen festen Positionen wieder zu lösen und neue Impulse in sein Verhalten aufnehmen zu wollen? Was kann den Klienten dazu bringen seine Angst vor möglichen Folgen von Veränderungen im Beziehungsverhalten abzubauen? Was führt ihn dazu Wandlungsfähigkeit zulassen zu können?

Im Anhang (1.4.) werden die Wirkungen der Ich – Aktivität auf die Gesamtkonstitution des Menschen und die Abweichungen bei mangelnder Ich – Aktivität, z.B. bei psychiatrischen Krankheitsbildern, dargestellt. Die zusammenhaltende Kraft gesunder Ich – Aktivität kann für den Leser nachvollziehbar werden.

Dadurch wird es aber an dieser Stelle für meine Betrachtungen nötig, das menschliche Wesen nicht nur als ein Beziehung gestaltendes, sondern als ein individuelles, spirituelles Wesen zu betrachten. Die zusammenhaltende Kraft des Gegensätze verbindenden, gleichzeitig diese durchdringenden und dieselben bildenden Ich in seiner spirituellen Dimension soll im weiteren Verlauf der Arbeit erfasst werden. Die spirituelle Dimension der Beziehung soll im folgenden Abschnitt behandelt werden.

1.4. Was sind die anthroposophischen Grundlagen von Beziehung?

Die physiologische und die psychologische Grundlage der Beziehungsgestaltung geben mir eine Richtung an, in der ich suchen kann, aber erst anthroposophische Begriffe, der Einbezug einer spirituellen Dimension von Begegnung, ermöglichen mir, meine Wahrnehmungen so zu strukturieren, dass ich zu einer meinem Erleben kohärenten Formulierung von zwischenmenschlicher Begegnung finden kann.

Rudolf Steiner sagt im Jahre 1918, dass ein wechselseitiges Einschlafen in den Anderen und ein wieder Aufwachen bei sich selber die Grundlage jeder zwischenmenschlichen Begegnung sei.

> **„[...] dass wenn der Mensch dem Menschen gegenüber steht, der eine Mensch immer einzuschläfern bemüht ist, und der andere Mensch sich immer aufrecht erhalten will. Das ist aber, um im goetheschen Sinne zu sprechen, das Urphänomen der Sozialwissenschaften.“** [Hervorhebung vom Verfasser]
> (Steiner 1942:24)

Zu den sozialen Trieben sagt er:

> „[...]**Unser Verkehr von Mensch zu Mensch besteht darinnen, dass vor allen Dingen unser Vorstellungsvermögen in diesem Verkehr eingeschlä fert wird, behufs der Herstellung der sozialen Triebe von Mensch zu Mensch [...]**“ [Hervorhebung vom Verfasser]
> (Steiner 1942:11)

Steiner beschreibt das wache Einschlafen in den Anderen als ein Paradoxon, welches in dem Moment auftritt, wenn wir mit unserem Alltags – Ich vom bewussten in unbewusste Seelenbereiche eintauchen. Diese Bewegung ist für mein Alltags-Ich nicht leicht nachvollziehbar. Wenn ich in unbewusste Seelenbereiche eintauche kann ich mein alltägliches Selbstbewusstsein nicht aufrecht erhalten. Wie bei jedem Mysterium bleibt bei dieser hingebenden Begegnung eine Frage, ein Rätsel, etwas Unbeantwortetes zurück, ein Zustand, den ich nicht lange in dieser Intensität aushalten, der aber in mir bei weiteren Begegnungen nachwirken kann. In dem Moment, in dem ich aus diesem Hingegeben -Sein erwache, erwacht der antisoziale Trieb in mir, mein spiegelndes, Vorstellungen bildendes Ego.
Steiner spricht davon, dass ich im Moment des Zuhörens, im Moment der Begegnung in einem Zustand bin, als würde ich schlafen, ich wache aber in der Hingabe an den Anderen für seine Impulse, Triebfedern auf und erfahre intuitiv, was ihn bewegt. Etwas von dem was bei Steiner das „höhere Selbst" (vgl. Anhang 1.5) genannt wird, kann für mich bei dieser Art des Wahrnehmens spürbar werden. Geistige Erfahrungen werden konkret. Es entsteht im Ich – Atem zwischen meinem Gegenüber und mir eine neue kreative Substanz, die weiter wirken kann. Für mein Empfinden wird hier etwas spürbar, was als „Werdekräfte" bezeichnet werden kann, etwas Neues kann entstehen. Demgegenüber steht aber die Hartnäckigkeit, mit der sich das Alte behauptet. Meine Erfahrungen in der therapeutischen Praxis weisen darauf hin, dass in unserem Willensleben etwas von diesem schlafenden Zustand erlebbar wird, wenn ich Gewohnheiten ändern möchte. Die Hartnäckigkeit wie sich Bewegungsmuster immer wieder bei mir und beim Gegenüber melden, weist auf diesen unbewussten Prozess beim Bewegen hin.
Diese spirituelle Dimension in der Begegnung zwischen Menschen, welche Steiner anspricht, hat auch Martin Buber in seinem Werk sehr ausführlich und eindrücklich dargestellt. (Buber 2006)

1.5. Zusammenfassung:

Beziehungsgestaltung geht also, nach Bauer (vgl. S. 3), aus einem Urtrieb des Menschen nach Kommunikation, Kooperation und Zuwendung hervor und weckt im Gegenüber Ich – Kräfte, die sich, wie Steiner (vgl. S.10) und Buber (vgl. S. 5) darstellen, in Ihrer vollen spirituellen Konsequenz unserem heutigen Denken noch entziehen.

Menschliche Kommunikation ist nicht nur ein einfaches Signal zwischen Sender und Empfänger, es ist nicht nur ein Gespräch zwischen zwei Gesprächspartnern, die einander etwas zu sagen haben, nicht nur ein einfaches Fragen und Antworten im Dialog. Menschliche Kommunikation ist auch Beziehungsgestaltung und damit auf Bindungsverhalten ausgerichtet.

Die Darstellung des Ich - Atems, so wie ihn Steiner beschreibt, weist darauf hin, dass die Wirkung von Beziehungsmustern (Riemann 1961) im Moment der Begegnung zweier Menschen abgeschwächt werden kann und etwas von der Persönlichkeit des Anderen durch diese „Maske" hindurchstrahlt.

Es bestätigt mir, dass wir nicht vollständig determiniert sind, sondern auch auf dem Gebiet der Beziehungsgestaltung entwicklungsfähig bleiben.

Die neurobiologische Forschung bestätigt ausserdem, dass Kooperation, Zuwendung, aber auch emotionale Resonanz und Interesse aneinander die Leistungsbereitschaft der Motivationssysteme erhöhen und Zukunft neu gestaltet werden kann.

Was bei Itard als Verstärker in der Zuwendung, bei Friedrich II. als fehlende Zuwendung und bei Bauer als Verstärker der Anreizsysteme im Menschen durch Zuwendung dargestellt wird, führt mich zu der Annahme:

1. Zuwendung ermöglicht zwischenmenschliche Begegnung
2. Begegnung schafft Beziehung
3. Diese Beziehung motiviert das Gegenüber zum Erbringen von Leistungen, steigert deren Ich – Aktivität.
4. Ich - Aktivität ist Basis für menschliche Gesundheit und Lernbereitschaft
5. Diese Lernbereitschaft regt die Gesundheitskräfte in der Eurythmietherapie an.

Ich kann jetzt von der Annahme ausgehen, dass durch Eurythmietherapie eine verstärkte Form der Begegnung möglich ist, wenn ich nicht Beziehungsmuster, sondern, dass „Was werden will" beim Klienten anspreche.

Um insbesondere die Punkte 4. und 5. noch genauer zu beleuchten möchte ich im Folgenden noch auf den Begriff „Gesundheit" eingehen.

2. Was ist Gesundheit?

Worauf ich meine Aufmerksamkeit richte, das erscheint im Bewusstsein. Diese Grundhaltung, Grundausrichtung überträgt sich auch auf den physischen Leib. Richte ich dieselbe auf gesundmachende Kräfte in mir, werden dieselben verstärkt. Dieser Gesinnungswandel wurde im Gesundheitswesen durch Aaron Antonowsky eingeleitet. Er schreibt in seinem Buch *„Salutogenese, zur Entmystifizierung der Gesundheit“:*

> „[…]*Das SOC (Koheränzgefühl) ist eine globale Orientierung, die ausdrückt, in welchem Ausmass man ein durchdringendes, andauerndes und dennoch dynamisches Gefühl des Vertrauens hat, dass*
> 1. die Stimuli, die sich im Verlauf des Lebens aus der inneren und äusseren Umgebung ergeben, strukturiert, vorhersehbar und erklärbar sind.
> 2. einem die Ressourcen zur Verfügung stehen, um den Anforderungen, die diese Stimuli stellen, zu begegnen;
> 3. diese Anforderungen Herausforderungen sind, für die sich die Anstrengung und Engagement lohnen.
> (Antonowsky 1997:36))
> (vgl. auch Anhang 1.12.)

Antonowsky beschreibt, dass dieses Vertrauen in den Sinn der Ereignisse, die Handhabbarkeit der jeweiligen Situation und die Verstehbarkeit der Welt es ist, die mich schlussendlich dazu bringen, motiviert zu handeln und das Gleichgewicht zwischen gesundenden und krankmachenden Tendenzen in mir zu erhalten. In meiner Praxis konnte ich die Erfahrung machen, dass durch gesteigerte Ich- Aktivität die oben beschriebene psychophysische Wirkung der Kraft des Vertrauens in eine sinnvolle Zukunft, Gesundheitskräfte anregt. Ich nehme an, dass die Wirkung jeglicher Therapieform durch den Einsatz dieser gesundheitsfördernden Eigenaktivität der Patientin angeregt wird.

Wenn ich dies mit meinen unter 1 angeführten Recherchen vergleiche, stelle ich fest, dass Bauer die hormonellen Konsequenzen einer gesunden inneren Ich – Aktivität sichtbar macht. Riemann entwickelt die Beziehungsmuster, die wir als Maske, als hemmende Faktoren erleben können, die teilweise verhindern dass sich Ich – Aktivität entfalten kann. Diese Aktivität wiederum wird durch Antonowsky als Grundvertrauen dargestellt, welches das Individuum der Welt gegenüber entwickeln kann. **Steiner und Buber betonen die spirituelle Dimension dieses auf der Begegnung zwischen Menschen sich aufbauendem Phänomens.** Das unbewusst wirksame „höhere Selbst“ im Gegensatz zum wachen, selbstbewussten Ego kann in den therapeutischen Prozess eingreifen.

Die Annahmen 4 und 5, welche in Kapitel 1.5. formuliert wurden scheinen sich jetzt durch die oben in 2 dargestellten Phänomene zu bestätigen:

4. Ich - Aktivität ist Basis für menschliche Gesundheit und Lernbereitschaft
5. Diese Lernbereitschaft regt die Gesundheitskräfte in der Eurythmietherapie an.

Zuwendung erzeugt im Gegenüber die Ich-Aktivität, die es braucht, dass Begegnung stattfinden und die Persönlichkeit des Gegenübers in ihren Anreizsystemen angeregt werden kann. Neue Perspektiven werden für Therapeut und Klient sichtbar und bringen sie innerlich in Bewegung, in Lernbereitschaft und regen damit Gesundheitskräfte an.

Die eingangs erwähnte These erhärtet sich immer mehr. Beziehungsgestaltung scheint wesentliche Grundlage dafür zu sein, dass eine Begegnung stattfinden und schöpferische Kräfte angeregt werden können.

Jetzt bleibt nur noch zu klären, was mit dieser, durch die Begegnung angeregten inneren Bewegung in der Eurythmietherapie geschieht.

3. Was ist Eurythmietherapie?

Eurythmietherapie ist eine Künstlerische Therapie. Deshalb zunächst einige Ausführungen zur Frage:

Was ist künstlerische Therapie?

In der Kunsttherapie wird der polaren Beziehung Klient und Therapeut ein Drittes hinzugefügt, das künstlerische Medium. Es ergibt sich zwischen den Bezugspunkten Klient - Therapeut – Medium (Werk) ein Beziehungsdreieck. Man nennt dieses Verhältnis die „kunsttherapeutische Triade“. Damit spielen für die kunsttherapeutische Praxis drei Ebenen und ihre Beziehung zueinander eine Rolle:

Das künstlerische Gestalten am Werk, die Beziehung zwischen Therapeut und Klient, sowie die Betrachtung des Werkes und seiner Wirkung auf mich als Handelnden.

Beziehung kann in der künstlerischen Therapie - wie im Fall der Eurythmie über das Medium Bewegung anders als beim Gespräch gestaltet werden. Durch die Aufmerksamkeit auf ein gemeinsames Drittes und die gemeinsame Reflexion von stattfindenden Prozessen, werden neben kognitiven, aber auch andere Wahrnehmungsmöglichkeiten angeregt und die Persönlichkeit des Klienten kann sich über diese Ausdrucksmöglichkeiten äussern.

vgl. Wikipedia http://de.wikipedia.org/wiki/Kunsttherapie [12.4.2009] (vgl. auch Anhang 1.8./Durch die Beziehungsgestaltung wird ein Drittes, ein Zwischenraum angesprochen, wie beim im Anhang dargestellten künstlerischen Prozess)

Ich habe beobachtet, dass ich als Therapeut direkt und unvermittelt über expressive Mittel innere Prozesse bei demselben anregen kann, wenn sich der Klient anderer Ausdrucksformen als der des Gesprächs bedienen darf. Emotionale Sprachlosigkeit kann so unter Umständen anders aufgegriffen werden. Die Prozesse, welche die künstlerische Therapie auslöst, wirken ähnlich wie chemische Substanzen, wie Medikamente auf die emotionale Ebene und auf die Motivationsbereitschaft des Klienten. Dadurch kann die künstlerische Therapie sowohl die medikamentöse Therapie, als auch die Gesprächstherapie unterstützen und ergänzen.

Eurythmietherapie ist eine künstlerische Therapieform, bei der das Medium der „kunsttherapeutischen Triade“, wie es oben in 3 beschrieben wurde, stärker mit der eigenen Persönlichkeit verbunden ist. **Das Medium ist Bewegung, aber nicht nur Körpersprache, oder Tanz, sondern eurythmische Bewegung.** Eine Bewegungsform die die Persönlichkeit mit den im Leib wirkenden, unbewussten Lebensprozessen verbindet. Steiner beschreibt es in den sogenannten „Ansprachen“ folgendermassen:

Siehe Kasten 1:

Eurythmische Bewegung, ist wie es Steiner in den Ansprachen in „Eurythmie die Offenbarung der menschlichen Seele“ (Steiner 1972:424) beschreibt, Ausdruck des schöpferischen Ichs und der Kräfte, die den menschlichen Leib aufgebaut haben und die jetzt durch Gebärden nachgebildet werden können. Eurythmische Bewegung ist aber auch sichtbare Sprache. Das, was durch die Sprache im einzelnen Laut hörbar wird, wird in der „Lautgebärde“ am ganzen Menschen sichtbar. Es gibt eine Gebärde für ein M, aber auch für alle anderen Sprachlaute. Eurythmische Bewegung ist Sichtbarmachen der in der Sprache verborgenen und in der menschlichen Gestalt wirkenden Lebenskräfte. (Steiner 1972:85/429)

(aus Steiner: *„Eurythmie die Offenbarung der menschlichen Seele“* 1918-1924)

Für den Eurythmietherapeuten wird beim Üben der Bewegungen mit dem Klienten ein Wirkungszusammenhang zwischen Bewegungsgebärden und Lebenskräften dessel-

ben wahrnehmbar. Die Gebärden können im therapeutischen Prozess - dementsprechend, wo sie gestaut oder zu wenig geführt sind - gestaltet werden.
Ich konnte in meiner Praxis immer wieder erfahren, dass dieser subtile Bewegungsprozess beim Klienten nur angeregt werden kann, wenn die bei Antonovsky beschriebene Vertrauensbildung stattgefunden hat. Wie es z. B. im Anhang 1.9. an einem Beispiel dargestellt ist.
(vgl. Anhang 1.9.)

4. Schlussfolgerungen zu Teil 1:

Steiner (1981), Antonovsky (1987) und Buber (1923) zeigen noch unausgeschöpftes menschliches Entwicklungspotenzial für den Bereich der Beziehungsgestaltung auf. Riemann (1961) und Bauer (siehe Anhang 1.3.) sehen die Persönlichkeit eher determiniert, wobei bei Bauer durch die Entdeckung der emotionalen Resonanz, der Spiegelneuronen und der hormonellen Grundlage unserer intrinsischen Motivation bereits eine Öffnung in Richtung neuer Entwicklungsmöglichkeiten durch Beziehungsgestaltung entsteht.
Die Begegnungskompetenzen nach Bauer (2006:192) führen das Ego an den Moment heran, an dem Begegnung stattfinden kann. Meiner Erfahrung nach sollten wir uns aber immer klar sein, dass dadurch nur Raum für Begegnung entsteht; die Begegnung selber ist ein Geschenk, kann nicht erzwungen werden, braucht inneren Freiraum. Es entsteht in der Begegnung ein Drittes, welches nicht vom Ego erzwungen werden kann, sondern vom „höheren Selbst" ergriffen wird (vgl. S. 11). Dieser Bereich ist für naturwissenschaftliches Denken schwer erfassbar und kann nur durch „Selbsterfassung bei gesteigerter Ich - Aktivität", so wie sie Steiner(*1979: 119)*
beschreibt, erforscht werden.
Meine Literaturrecherche stützt die These, dass Beziehungsgestaltung einen Grundpfeiler darstellt, ohne den Eurythmietherapie nicht greifen kann.
Durch gelungene Eurythmietherapie kann sich der Klient wieder „weiten" und entwickeln. Er bekommt die Möglichkeit, sich selber in der Begegnung mit dem Therapeuten und durch geführte Bewegung in unbewusste Seeleprozesse loszulassen. Der Mensch erscheint, wie er sein könnte; es werden Handlungsmotive einer möglichen Zukunft gebildet.
Im Folgenden werde ich durch Analyse eines Fallbeispieles aus meiner Praxis die bisherigen Ergebnisse dieser Studie unterstützen.

2.Teil

Begegnung in der Praxis

Eine Einzelfalldokumentation

1. Eurythmietherapie in der Praxis:

Die Literaturrecherchen ergaben ein klares Bild. Dadurch, dass Beziehung gestaltet wird und Vertrauenssubstanz zwischen Therapeut und Klient wirksam werden kann, wird Ich – Aktivität angeregt und Selbstheilungskräfte aktiviert. Ich habe beim Bearbeiten von folgender Einzelfalldokumentation den Fokus auf die darin stattgefundene Beziehungsgestaltung gerichtet. Gleichzeit konnte sichtbar werden, wie sich während den Phasen, in denen die Klientin Eurythmietherapie hatte, ihre Sehbehinderung verbesserte. Ich bin mir aber bewusst, dass die Wirkung der Begegnung zwischen Therapeut und Klientin erst im Vergleich von mehreren Einzelfalldokumentationen als bestätigt anzuerkennen ist.

1.1. Ausgangslage:

Klientin: Ein bei Therapiebeginn neunjähriges Kind, welches eine Rudolf Steiner-Schule/CH besucht.

1. Behandlungsperiode von 9.1.2004 bis 7.4.2006
2. Behandlungsperiode ab 29.8.2007 bis dato(2009)

Medizinischer Auftrag:

Schielen und Senkfüsse behandeln, in die Leichte führen!

1.2. Zusammenfassung des Therapieverlaufes:

Die Klientin übt ab den ersten Wochen regelmässig und selbstständig zu Hause. Sie erkennt schnell Fortschritte und Zusammenhänge zwischen den Bewegungsübungen und dem auswärts schielenden Auge. Sie kann nach einigen Monaten ihr nach aussen treibendes Auge besser kontrollieren:

Bei der Kurzsichtigkeits - M - Übung sollen die beiden Arme schmal nach vorne geführt werden. Der linke oder rechte Arm bewegt sich immer wieder, wie das parallel dazu nach auswärts treibende Auge nach aussen. Als ihr das bewusst wird, bekommt sie das Schielen besser unter Kontrolle. Nach einigen Monaten sagt sie, dass das Auge kaum mehr verspringt.

(siehe Kasten 2)

Bei der grossen U-Übung geht es darum, dass die Gestalt in ihrer Parallelität erlebt werden kann. Der Klient streckt die Arme in die Höhe und führt sie parallel zum Körper nach unten und wieder zurück, mehrmals hin und her, diese schmale Haltung zu einer schwingenden Bewegung verstärkend.

An dieser Bewegung kann der Betrachter erleben, wie sich nach aussen treibende Bewegungstendenzen zwischen links und rechts zu einer parallelen Gebärde verdichten und oben und unten miteinander verbunden werden.

Kasten 2

Die Gestalt richtet sich auf, der Blick richtet sich nach aussen und ihre Bewegungen werden fliessend, durchatmet und anmutig. (vgl. Anhang 1.4./ über die Wirkung der Ich - Aktivität)

1.3. Rückschlüsse (DVD Aufnahmen, Interview) darauf, was entscheidend für den Genesungsprozess war:

Neben dem, dass die Klientin ihre Aufgaben gut machte und zu Hause übte, entwickelte sich schnell eine konstante Vertrautheit, die ihr die Sicherheit gab, über alles und noch was zu erzählen und gleichzeitig die Möglichkeit bot, in den Arbeitsprozess miteinander einzusteigen. Bilder, Bewegungskorrekturen halfen ihr sich in die Qualität der Übungen einzuleben und schon bald wurden durchatmete und durchseelte Gebärden wahrnehmbar. Ballspiele zwischendurch konnten die ernste Seite der Stunde aufhellen und die Möglichkeit, durch Fragen weitere Lernschritte anzuregen, wurde von ihr benutzt. Gelungene Beziehungsgestaltung war Voraussetzung, dass intensiv gearbeitet werden konnte. Gelungene Beziehungsgestaltung scheint der Angelpunkt zu sein, an dem sich neue Entwicklungen entzünden und die schöpferischen Kräfte der Klientin angeregt werden, gesundend auf deren Lebensprozesse zu wirken.

In der zweiten Behandlungsperiode berichten sowohl Lehrer, als auch Eltern, dass die Klientin sich plötzlich wieder für vieles interessiert und in den Lernprozess an der Schule einsteigt.

Sie selber sagt, sie habe einen guten Kontakt zu den MitschülerInnen. Diese erzählten ihr alle ihre Probleme, dass sei einerseits ein Segen, andererseits schwierig zu verarbeiten.

Sie übt gerne Eurythmietherapie. Sie sagt: „Heileurythmie ist meine Droge!“. Früher habe sie geübt, weil die Erwachsenen fanden, dass Eurythmie gut für sie sei, jetzt habe sie den Erfolg der Eurythmietherapie am eigenen Leib erfahren und erlebe die aufbauende Wirkung der Übungen.

Ein Thema, welches immer wieder die Arbeit mit der Klientin bestimmt, ist Entwicklung von Welt - Interesse und Interesse an ihrer Persönlichkeit, daran ihre Leiblichkeit beseelt, belebt zu durchdringen.

Dieses Interesse wird sofort wach, wenn sie den Eindruck bekommt, es gebe da jemanden, der ihr zuhört und ihre Fragestellungen ernst nimmt. Es entsteht meines Erachtens ein Raum, in dem ich der KlientIn begegnen kann, in diesem Raum verwischen die Unterschiede zwischen Ich und Du, es entsteht gesteigerte Aufmerksamkeit, kreative Substanz, aus der ich neue therapeutische Ideen und die KlientIn neue Impulse für den Alltag gewinnen kann.

Gelungene Beziehungsgestaltung wird zum Angelpunkt, an dem das „Höhere Selbst" in den therapeutischen Prozess eingreifen kann und Verbesserung der Lebensqualität für die Klientin sofort spürbar wird.

Sie sagt zum Beispiel am Ende der Eurythmiestunde bei der, die Therapieeinheit abschliessenden U – Übung (siehe auch Kasten 3):

> Ich bin im Thermalbad gewesen, wenn man aus der Hitze raus kommt, ist man wie befreit. So ist es mit der Heileurythmie, wenn wir abschliessen, kann ich plötzlich tief durchatmen!
> (vgl. Anhang Interview: 2.1.9)

Bei dieser U–Übung geht es darum, dass die Arme parallel nach oben geführt werden, die Klientin gleichzeitig auf die Zehen zu stehen kommt und jetzt langsam diese parallele Bewegung nach unten sacken lässt. Dabei bleibt sie auf ihren Zehen stehen, drückt aber die Knie etwas nach vorne, bis sie in einer leichten Hocke steht. Jetzt löst sie sich wieder, steht aufrecht auf ihren Fersen. Bei dieser lösenden Haltung am Schluss der Übung wird bei der Klientin Entspannung erlebbar, Sie entspannt sich, wenn sie wieder auf den Fersen stehen kann und ihr Zwerchfell reagiert sofort mit vertiefter Atmung.

(Kasten 3)

Ich kann feststellen, dass, sobald die Klientin ihr Körpergefühl mit Hilfe von Eurythmietherapie aktiviert, ihre Leistungsbereitschaft angeregt wird. Sie bekommt wieder Interesse an der Welt und blüht innerlich auf. Körperliche Mängel werden zurückgedrängt, das typisch depressiv, melancholische Verhaltensmuster wird weniger dominant. (vgl. S. 9)

Auslöser für diese intensive körperliche Reaktion ist nach und während der Zuwendung des Therapeuten, der daraus entstandene Raum, in dem sich das Wesen der Klientin, wieder stärker mit ihrer Leiblichkeit verbinden konnte. Sie nennt es die Hitze - Wirkung. (vgl. Anhang 1.4. und 1.5.)

Gibt es durch diesen Freiraum die Möglichkeit für das Individuum bis in den Bereich seiner Muster und Verhaltensweisen vorzudringen, zu denen wir im normalen Leben keinen Zugang mehr haben? Im individuellen Fall meiner Klientin kann gesagt werden, dass es diese Möglichkeit gibt. In ihrem Fall bestätigt sich die oben

aufgestellte These, dass Grundlage für einen gelungenen therapeutischen Prozess Beziehungsgestaltung ist.
Der Blick der Klientin im letzten Jahr zeigt eine starke Verbesserung des Schielens und gleichzeitig wird Vertrauen und Sicherheit in ihrem Blick wahrnehmbar. Ich denke dies kann als Indiz dafür gesehen werden, dass durch gelungene Beziehungsgestaltung Selbstvertrauen gestärkt wurde und diese einen wesentlichen Beitrag zur Verbesserung des räumlichen Sehens geleistet hat.

Die Zuwendung zwischen Therapeut und Klientin war ein entscheidender, immer wieder neu zu gestaltender Faktor.

Die gemeinsame Arbeit hat ein Vertrauensverhältnis zwischen der Klientin und mir aufgebaut. Ich erinnere mich noch daran, wie ich eines Tages dabei war, innerlich die Koffer zu packen. Die Klientin merkte etwas davon und sagte mir plötzlich unaufgefordert: "Sie bleiben aber an der Schule Herr Langmair!" (persönliche Notiz)
Bei der Aussage im Interview zu ihren Anreizen (vgl. Anhang 2.1.14/S. 34) beschreibt die Klientin, dass sich Vertrauen, dass man ihr entgegen bringt, sich auf sie selber überträgt. An solchen Beispielen in meiner Praxis wurde mir bestätigt, dass das Element der Beziehung zwischen mir und der Klientin eine Art Boden war, auf dem therapeutische Prozesse stattfinden konnten.
Die Klientin sagt im Interview (vgl. Anhang 2.1.9), dass sie nicht unbedingt besser übe, weil sie eine gute Beziehung zu mir habe, sie meint aber, dass ich auf die Fragen, die sie in die Therapie mitbringt, antworte und dass es ein „cooler Unterricht“ sei. Sie sagt, dass sie die Motivation zum Üben aus der Begeisterung für die Eurythmietherapie, nicht für die Lehrkraft habe. (vgl. Anhang 2.1.10 und 15)
Die Aussagen der Klientin bestärken mich in der Annahme, dass dieser Beziehungsprozess, die individuelle Zuwendung, die sie durch diese Einzeltherapie erfahren konnte, sehr unbewusst verläuft und gerade dadurch eine äusserst wirksame Kraft ist.
Anreize für die Klientin sind (vgl. Interview vom 5.12.08):

- Erfolgserlebnisse und Leistung
- Lerneifer/ Interesse an der Welt
- Verantwortung und dadurch Vertrauen von den Erwachsenen erleben, dass sie dies oder jenes auch wirklich kann
- [Interpretation von mir;eine positive Perspektive geben]
- Anerkennung

Das Bedürfnis zu Üben

(vgl. S. 34/Anhang 2.1.10-16)

Diese Aussagen decken sich beinah mit denen der intrinsischen Motivation von Frederick Herzberg.

(vgl. Anhang 1.11)

Man sieht aber auch im Bereich „Verantwortung von der jeweiligen Bezugsperson erhalten", dass die Zuwendung des Therapeuten zur Klientin bewusst gestaltet werden muss, wenn diese intrinsischen Motivationsprozesse angeregt werden sollen.

Ich kann folgende Schlussfolgerung ziehen:

Wenn ich noch einmal die kunsttherapeutische Triade (siehe Seite 14) in Erinnerung rufe, kann ich feststellen:

1. Eurythmische **Bewegung** wurde gemeinsam erarbeitet, gespiegelt und gestaltet (bewusste Prozesse).
2. Beziehung wurde aufgebaut dadurch, dass die Schülerin ihre eigenen Impulse in die Therapiestunde mitnehmen und **Zuwendung** erleben konnte (unbewusste Prozesse).
3. Begegnung zwischen Therapeut und Schülerin fand statt und es entstand ein **Freiraum,** in den die Gestaltungskräfte und Zukunftsperspektiven der Schülerin einfliessen konnten. Ich erlebte als Therapeut immer wieder, dass ich in solchen Momenten plötzlich intuitiv das Richtige machte (halbbewusste Prozesse).

Der „ganze Mensch" Leib, Seele und Geist wurde angesprochen.

Fig.1:

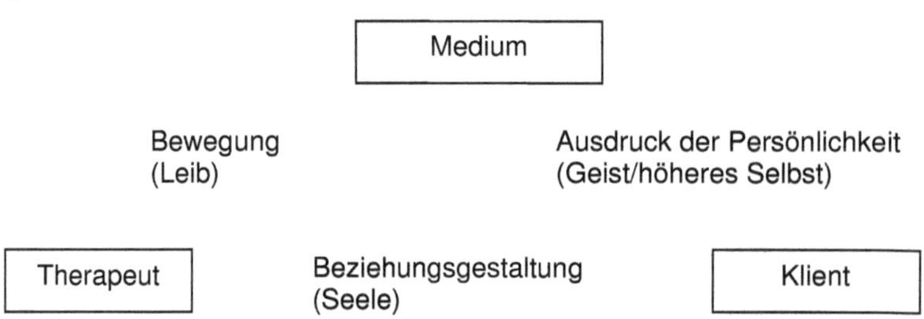

Findet diese dreifache Begegnung zwischen Therapeut und Klientin statt, wird eine gesundende Wirkung auf die allgemeine Konstitution der Klientin spürbar. Als Folge davon übt die Klientin selbständig, ohne Aufforderung. Üben wird ihr zum Bedürfnis, zur Quelle von Inspiration, Entspannung und Regeneration. (vgl. Anhang 2.2.14/Aussage der Klientin zum Umgang mit Eurythmietherapie)

Fazit und Zukunftsperspektiven:

Diese Arbeit verlangte von mir als Therapeut völliges Umdenken und Perspektivenwechsel. Normalerweise bin ich (nach den diagnostischen Aufnahmegesprächen) damit beschäftigt, intuitiv zu erfassen, was das Gegenüber gerade braucht und wie ich es in seiner Ich – Aktivität anregen kann.
Nicht „Verstehen", sondern das Erfassen von dem, „Was werden will", steht im Fokus meiner Bemühungen. So wie ich es in der Arbeit dargestellt habe, ist der dafür geeignete Augenblick schnell wieder verpasst und wird oft nicht wahrgenommen. Für dieses Element befinde ich mich auf der Ebene des wahrnehmenden Willens, nicht auf der des untersuchenden Verstandes. Die Bemühung an der Wahrnehmung dranzubleiben, und reflektierend das Wesentliche herauszufiltern, um eine Frage konsequent zu verfolgen, war das, was mich jetzt beschäftigte. Dies scheint mir eine dem therapeutischen Prozess entgegen gesetzte Gebärde. Ich freue mich aber, dass sich die vermutete Wirkung der Qualität von Beziehungsgestaltung in der Eurythmietherapie durch die Literaturrecherchen, deren Vergleich mit meinen Erfahrungswerten und der Einzelfalldokumentation bestätigt haben.
Allerdings werde ich aus dieser Einzelfalldokumentation keine allgemein gültigen Schlüsse ziehen können, da das menschliche Leben und Lernen sich in der heutigen Zeit zu individuell gestalten, um dies behaupten zu können. Wie ich bereits oben (S.19) dargestellt habe, wird es erst im Vergleich von mehreren Einzelfalldokumentationen möglich werden, diese Wirkung als bestätigt anzuerkennen.
Ich hoffe, ich kann KollegInnen dazu anregen, sich ebenfalls in Einzelfallstudien an das Rätsel der Zuwendung und der daraus folgenden Bildsamkeit und Entwicklungsbereitschaft heranzutasten. Meines Erachtens besteht hierin die Möglichkeit für uns Therapeuten, die gesundende Kraft der menschlichen Individualität im therapeutischen Prozess zu erforschen.
Der sogenannte Placebo – Effekt war jahrelang ein Tabu–Thema bei naturwissenschaftlichen Untersuchungen. Vielleicht kann gerade durch Erforschung von künstlerischen Therapieformen die Wirkungsweise der Kraft der Persönlichkeit der Klientin, des „höheren Selbstes" und deren Wirkung auf die Selbstheilungskräfte erforscht werden.
Ich hoffe ebenfalls, dass neurobiologische Forscher für gemeinsame Projekte zu begeistern sind. Die Synthese von neurobiologischen Forschungsmethoden und Eu-

rythmietherapie könnte die Wirksamkeit der Eurythmietherapie besser erfassen, aber auch die Möglichkeit schaffen Erkenntnisse der modernen Hirnforschung direkt im therapeutischen Alltag reflektieren zu können.
Auf jeden Fall würde ich mich sehr über einen gelungenen Dialog zwischen Vertretern der Psychotherapie und der Eurythmietherapie freuen.

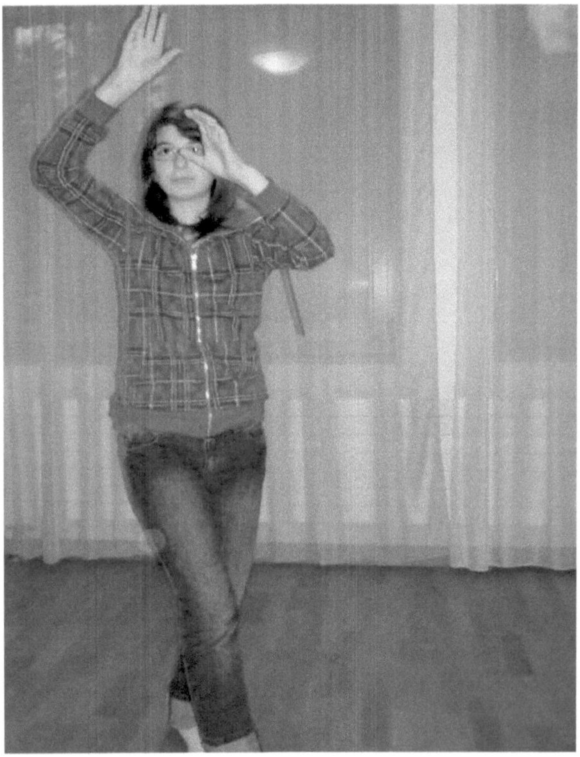

Foto 2 Langmair H.: Klientin in der Eurythmietherapie (Lautgestalt S)

Literaturverzeichnis:

Antonowsky A (1987): Original; "*Unraveling the Mystery Health –How Peopel Manage Stress and Stay Well*"(1987), Aaron Antonowsky. "*Salutogenese, zur Entmystifizierung der Gesundheit*" Tübingen: dgvt-Verlag (deutsche Übers.: Alexa Franke;1997)

Bauer J. (2005): Joachim Bauer „*Warum ich fühle, was du fühlst*" München: Willhelm Heyne Verlag (2006)

Bauer J. (2006): Joachim Bauer. „*Prinzip der Menschlichkeit*" München: Wilhelm Heyne Verlag,(2008) S. 165/173

Buber M. (1923): Martin Buber „Ich und Du" in Sammelband Guethersloher Verlagshaus (Hrsg.) „*Das Dialogische Prinzip*" Guethersloh: (2006),S. 15

Itard, J.Malson, L., und Mannoni, O. (1806): „*Les enfants sauvages, Mythe et Realite*,(1964) „ Jean Itard. „Die wilden Kinder" Frankfurt am Main: Suhrkamp Verlag (deutsche Übersetzung Eva Moldenhauer 1972) S. 186

Riemann F.(1961): Fritz Riemann. „*Grundformen der Angst*" München: Ernst Reinhardt Verlag(1961)

Steiner R. (Ansprachen zu Eurythmieaufführungen 1918-1924): „*Eurythmie die Offenbarung der sprechenden Seele*" Rudolf Steiner. Dornach: Rudolf Steiner-Nachlassverwaltung (1972) S. 85, 424, 429

Steiner R. (1886): Rudolf Steiner. „*Grundlinien einer Erkenntnistheorie*" Berlin und Stuttgart: Rudolf Steiner Nachlassverwaltung (1960) (7. Auflage 1979) S. 119

Steiner R. (1981):„*Soziale und antisoziale Triebe im Menschen*" (1918) Rudolf Steiner Nachlassverwaltung (Hrsg.).Sonderdruck aus GA 186 , 2. Aufl., Dornach; R. Steiner Verlag, S. 11 und 24 (Erstauflage 1942)

Weber M. (1899): Max Weber. „*Wirtschaft und Gesellschaft*" o.O.: Mohr Siebeck Verlag, (1922) S.:13.

www.bewegungspraxis.ch

Anhang:

1. Charakterisierungen der wichtigsten Begriffe:

2 Daten/ Quellen:

Anhang 1: Charakterisierungen der wichtigsten Begriffe:

1.1. Die Experimente des Stauferkaisers Friedrichs des zweiten

„Der Kaiser hatte sich in Sachen wissenschaftlicher Genauigkeit vorbildliche Standards gesetzt. Im 13. Jahrhundert musste man mit seinen Methoden noch nicht zimperlich sein. Diener brachten den Kindern Essen, frische Kleidung und auch sonst alles Lebensnotwendige, durften aber keinerlei Kontakt mit den kleinen Versuchspersonen aufnehmen, um das Ergebnis nicht zu verfälschen. Ohne von der Außenwelt beeinflusst zu sein, so hoffte Friedrich, würden die Kinder irgendwann von allein in der gesuchten Ursprache zu reden beginnen.

Nicht nur blieben die Babys stumm, sie starben. Wie ein zeitgenössischer Geschichtsschreiber notierte, **konnten die Kinder ohne Händeklatschen und Gesten und frohe Mienen und Schmeicheleien nicht überleben.**“

http://www.mittelschulvorbereitung.ch/index.php?SUBJECT=&actualid=8&focus_id=2
http://www.kinderohnerechte.ch/web/themen-wswk.php [20.12.2008]

Diese rein wissenschaftlichen Standards sind offensichtlich nicht genug um das Wesen Mensch in seiner Existenz voll erfassen zu können. In meiner kleinen Schrift möchte ich auf die Bedeutung von Beziehung und den Chancen, die wir durch menschliche Begegnung erhalten, hinweisen.

1.2. Was sind „die wilden Kinder“?

Im Suhrkamp Verlag erschien 1964 eine Sammlung von Berichten von „Wilden Kindern“ oder „Wolfskindern“. Es sind Kinder, die ausserhalb jeder menschlichen Gesellschaft, entweder mit Tieren oder völlig isoliert und folglich ohne jegliche menschliche Erziehung aufgewachsen sind.
Die Beschreibung der Sozialisierungsversuche des „Wilden von Aveyron“, die dessen Arzt, der berühmte Jean Itard (1774 – 1883) zu Beginn des 19. Jahrhunderts verfasste, haben bei

ihrer Wiederveröffentlichung in Frankreich solches Aufsehen erregt, dass Francois Truffaut nach ihnen seinen berühmten Film „Wolfjunge“ (1970) drehte.

1.3. Was versteht man unter Spiegelneuronen?

Joachim Bauer schreibt in seinem bereits erwähnten Buch *„Prinzip der Menschlichkeit“ (2006:192):*

„[...] Wenn Anerkennung, Zugewandtheit und Vertrauen der *neurobiologische* Treibstoff der Motivationssysteme sind [...] Woher kommt dieser Treibstoff?[...] Er stammt nur aus einer Quelle**: der zwischenmenschlichen Beziehung [**...] die in pragmatischer Weise, die wesentlichen Voraussetzungen für das Gelingen einer Beziehung oder eines kooperativen Projekts beschreibt:

1. *Sehen und Gesehenwerden,*
2. *gemeinsame Aufmerksamkeit* gegenüber Dritten,
3. *emotionale Resonanz*
4. *gemeinsames Handeln* und
5. das wechselseitige *Verstehen von Motiven und Absichten.*

Welche Bedeutung haben Spiegelneuronen für den Unterricht?

„• Die Körpersprache anderer Menschen wird im Gehirn decodiert. Trauer, Lachen, Freude eines Schülers wird an die Spiegelneuronen weiter gegeben. Diese werden aktiviert und führen zur selben emotionalen Lage wie beim Schüler selbst.

•Wer gute Spiegelneuronen hat, kann die Körpersprache gut deuten und darauf reagieren, was für die Teamfähigkeit sehr wichtig ist.

• Als Lehrer braucht man von den Schülern die Informationen über ihre Befindlichkeiten, aber auch Schüler holen sich diese Informationen von der Körpersprache des Lehrers, weshalb diese im Unterricht eine große Bedeutung hat.

• Es gilt: „Dein Schmerz ist mein Schmerz.“

• Albert Bandura hat schon lange das „Lernen am Modell“ beschrieben. Heute wird dies von der Neurobiologie in Form der Spiegelneuronen bestätigt.

• Es gibt eine eindeutige Korrelation von Beobachtung und Imitation.

• Allein durch das Zuschauen wird im Gehirn die Region aktiviert, die für die tatsächliche Ausführung zuständig ist – Lernen durch Zuschauen.

• Angst blockiert die Spiegelneuronen: Wenn z. B. der Lehrer im Unterricht Angst hat, kann er die Befindlichkeit der Kinder nicht mehr wahrnehmen.

Es gibt keine Motivation ohne Beziehung.“

(Bauer: Notizen zum Vortrag in Stuttgart am 23.06.2008)

1.4. Was ist das Ich?

„[Das Ich ist] Basis des Menschseins; [...]: Das Ich ist eine allgemeine Bezeichnung für den "Kern" oder die "Struktur" einer Persönlichkeit. Grundlage einer menschlichen Existenz ist dann das sogenannte Ich-Bewusstsein. Das ist die Gewissheit des wachen, bewusstseinsklaren Menschen: "Ich bin ich selber". Dabei ist wichtig zu wissen: Wir haben nicht Bewusstsein, sondern sind Selbstbewusstsein. Wir haben nicht ein Ich-Bewusstsein, sondern sind Ich-Bewusstsein schlechthin. Wir haben nicht ein Ich, sondern sind selbst dieses Ich.

Das klingt banal, doch wenn man einmal nachdenkt, weiss man, warum dieses Phänomen, das Bewusstsein von mir selber, so schwer fassbar ist. Man steht sich selbst nicht einfach beobachtend gegenüber, man ist ja selber dieses Ich.

Deutlich wird dieses etwas komplizierte Phänomen aber vor allem dann, wenn das Ich-Bewusstsein nicht normal funktioniert, wenn also Störungen des Ich-Bewusstseins vorliegen. Das sind beispielsweise Depersonalisation,

Derealisation, Störungen der Ich-Vitalität, der Ich-Aktivität, der Ich-Konsistenz und Ich-Kohärenz, der Ich-Demarkation, der Ich-Identität, des Selbstbildes (Selbstkonzept, Persönlichkeitsbild) und der Ich-Stärke.
Nachfolgend deshalb eine kurz gefasste Übersicht zu diesem Thema:

Störungen der Ich-Aktivität: In leichterer Form sind lediglich das Sprechen und die Bewegungsabläufe gehemmt, gebremst, zäh und stockend, alles ist erschwert und verzögert. Dadurch erscheint der Betroffene in Mimik und Gestik verlangsamt, ungraziös, betulich, manieriert (geziert, gekünstelt), vielleicht sogar bizarr. Im Extremfall ist er seelisch, geistig und körperlich wie blockiert (Fachbegriff: Stupor) und spricht nicht mehr (Mutismus).
Aus Angst und Panik kommt es manchmal zur Überkompensation: stereotype Bewegungsmuster, Nachahmung der Bewegung anderer (Echopraxie). Oder der Versuch, mit sonderbaren oder extremen Maßnahmen diese Blockierung zu durchbrechen: Grimassieren, Erregungszustand usw.
Auch Denken und Fühlen können betroffen sein: Merk- und Konzentrationsstörungen bis hin zur Zerstreutheit, schließlich sogar Gedankenabreissen bzw. -sperrung oder totale Denkverwirrtheit.
Das Sprechen wirkt abgehackt, sprunghaft, wechselnd in Lautstärke und Tempo. Manchmal bis zur sinnlosen Silben- oder Wortwiederholung bzw. zum echoartigen Nachsprechen (Echolalie) [...]"

Aus der Hompage von Prof.Dr.med.Volker Faust http://www.psychosoziale-gesundheit.net/psychiatrie/schizophrenesich.html
[20.4.2009]

Ich (Langmair H.)meine, dass die zusammenhaltende Kraft des menschlichen Ich an den oben beschriebenen Krankheitssymptomen sichtbar wird. Diese Kraft beschreibt Rudolf Steiner als ein den ganzen Menschen durch alle Bewusstseinsschichten Durchdringendes.

„Das Ich des Menschen selbst ist eigentlich mit einem sehr dumpfen Bewusstsein ausgestattet. Der Ich – Gedanke ist gewissermassen dasjenige, was als eine Welle herauf schlägt ins Bewusstsein, aber der Ich- Gedanke ist nicht das wirkliche Ich. Das wirkliche Ich greift als bildsame Kraft durch das Sonnengeflecht in die ganze Organisation des Menschen ein.
Gewiss kann man sagen, das Ich verteilt sich über den ganzen Leib. Aber sein Hauptangriffspunkt, wo es besonders in die menschliche Bildsamkeit, in die menschliche Organisation eingreift, ist das Sonnengeflecht, oder besser gesagt, weil alle die Zweigungen dazu gehören, das Gangliensystem, dieser im Unterbewusstsein lebende Nervenprozess, der sich im Gangliensystem abspielt..."
Der Geisteswissenschaftler Rudolf Steiner beschreibt also, dass das Ich des Menschen weit mehr als nur spiegelndes, waches Bewusstsein ist. Es greift im unbewussten Bereich tief in die körperlichen Prozesse ein."

Steiner R. (1960): „*Zeitgeschichtliche Betrachtungen, das Karma der Unwahrhaftigkeit, zweiter Teil,*"(1917) Rudolf Steiner-Nachlassverwaltung (Hrsg.). GA 174 Dornach: R. Steiner. Verlag S. 127

1.5. Was ist das höhere Selbst?

Steiner, der Begründer der Anthroposophie, der eurythmischen Kunst, Therapie und anderer Berufsgruppen, die sich aus der Anthroposophie inspirieren lassen, hat es in „Grundlinien einer Erkenntnistheorie der Goetheschen Weltanschauung „ (1886/Auflage von 1979:117) so charakterisiert:
„Das ist das Wesen der *Natur*, dass Gesetz und Tätigkeit auseinander fallen, diese von jenem beherrscht erscheint; das hingegen ist das Wesen der *Freiheit,* dass beide

zusammenfallen, dass sich dasWirkende in der Wirkung unmittelbar darlebt und dass das Bewirkte sich selber regelt.
[...] nicht die Idee, wie sie sich in der Allgemeinheit (Typus) darlebt,sondern wie sie im Einzelwesen auftritt, ist es, worauf es ankommt. [....] Die Person hat dieses, bereits als Ideelles, wirklich auf sich selbst ruhende Dasein zu gewinnen. [...]"

Sich als Ganzheit zu erleben und nicht in einzelne Segmente zu zerfallen, ein kontinuierlich den ganzen Menschen in Leib, Seele und Geist zusammenfassendes und durch Denken, Fühlen und Wollen sich ausdrückendes Wesen zeichnet den Menschen aus. Sein Ich – Bewusstsein ist kontinuierlich, wenn er gesund ist.
Im Schlaf löst sich dieses Ich - Bewusstsein auf, am Tag wacht er wieder im Alltags- Ich- Bewusstsein auf.
Rudolf Steiner erweitert diesen Ich – Begriff so, dass er davon ausgeht, dass in allen menschlichen Äusserungen die Individualität als ideelles Sein bereits vorhanden ist. Dass dieses Sein also auch im träumenden oder im schlafenden Bewusstsein erscheint. So wird die Kontinuität des Seins erhalten. **Ein Teil des Ich- Wesens bleibt im schlafenden Menschen erhalten**. Dieses höhere Ich wirkt im Stoffwechsel, im schlafenden Willen.
Vgl. auch Rudolf Steiner *„Der unsichtbare Mensch in uns"* (Vortrag in Dornach, vom 11.2.1923/4.Auflage 1998:8-11)
Er beschreibt in seiner *„allgemeinen Menschenkunde"* (Taschenbuchausgabe 1975:102-108), dass das spiegelnde, wache Ich nicht bis in den Willen hinein dieses Aufwachen in Bildern erhalten kann. Am Tag im handelnd, schlafendem Zustand muss das Ich bewegen und darf es sich nicht selber bespiegeln. Dort wo handelnde Ich – Aktivität entsteht, ist dieses Selbst in hohem Masse wirksam. Es wird in dieser Arbeit das „höhere Selbst" genannt.

In *„Theosophie"* (Taschenbuchausgabe von 1962/erste Ausgabe 1904)folgert er (Ausgabe von 1974:46):

„In der Seele blitzt das „Ich" auf, empfängt aus dem Geiste den Einschlag und wird zum Träger des Geistesmenschen [höhere Selbst] [Hervorhebung Verfasser]"

1.6. Was ist Bindung?

Die **Bindungstheorie** beschreibt in der Psychologie das Bedürfnis des Menschen, eine enge und von intensiven Gefühlen geprägte Beziehung zu Mitmenschen aufzubauen. Sie wurde von dem britischen Kinderpsychiater John Bowlby und der kanadischen Psychologin Mary Ainsworth entwickelt.

„Bowlby bezieht sich ausdrücklich auf Charles Darwin wenn er sagt, dass jeder Mensch mit den Verhaltenssystemen ausgestattet ist, die das Überleben der Spezies sichern. Dazu gehört beim Kind das so genannte Bindungsverhalten. Arietta Slade, eine US-amerikanische Psychoanalytikerin, Bindungsforscherin sowie Kinder- und Jugendlichen-psychotherapeutin, fasste diese Ansicht zusammen:

(a) Das Kind hat eine angeborene Prädisposition, sich an seine Bezugsperson zu binden.
(b) Das Kind wird sein Verhalten und Denken so organisieren, dass diese Bindungsbeziehung, die den Schlüssel zu seinem psychologischen und physischen Überleben bildet, aufrechterhalten bleibt.
(c) Häufig wird das Kind solche Beziehungen um den hohen Preis eigener Funktionsstörungen aufrechterhalten.
(d) Die Verzerrungen im Fühlen und Denken, die einer frühen Bindungsstörung entstammen, entstehen meistens als Antworten des Kindes auf die Unfähigkeit der Eltern, seinen Bedürfnissen nach Wohlbefinden, Sicherheit und emotionaler Beruhigung Rechnung zu tragen."

Aus Wikipedia, http://de.wikipedia.org/wiki/Bindungstheorie [letzte Änderung am [26.12.2008]

1.7. Was ist Übertragung?

„Übertragung: Einer der wichtigsten Begriffe in der Neurosenlehre und Psychotherapie. Dabei gibt es aber unterschiedliche Sichtweisen: Psychoanalyse, Individualpsychologie, Analytische Psychologie, Hypno[se]therapie, Katatym-imaginative Psychotherapie, Gestalttherapie u. a. Der Kern des Phänomens ist die Projektion. Darunter versteht man die Verlagerung eines gefürchteten, peinlichen oder unangenehmen Impulses in die Aussenwelt, in eine Person oder einen Gegenstand. Projektionen beziehen sich meistens auf frühkindliche Einstellungen, Wünsche und Gefühle zu Vater, Mutter oder anderen Personen und richten sich in der Psychotherapie auf den Psychotherapeuten. Ihm gegenüber verhält sich dann der Patient wie er es in früher Kindheit getan hat, nur mit dem Unterschied: Jetzt kann dies belastende Phänomen identifiziert, an- und vor allem ausgesprochen, erläutert und damit neutralisiert werden.

Gegenübertragung: Unterschiedliche fachliche Sichtweisen (s. o.), aber im Kern der Einfluss unbewusster Konflikte und Bedürfnisse des Psychotherapeuten selber auf die Psychoanalyse bzw. seinen Patienten. Positive Gegenübertragung ist Teil jeder Psychotherapie, wobei jedoch die objektive Position nicht verlassen werden darf. Negative Übertragung (Wut, Hass, Aggressivität) kann den Therapieerfolg blockieren. Die Eigenanalyse des Analytikers soll ihn deshalb befähigen, seine Übertragungsgefühle zu erkennen, zu verstehen und rechtzeitig aufzulösen, um nicht den Therapieerfolg zu gefährden."

http://www.psychosozialegesundheit.net/bb/05psychotherapeut.html [20.2.2009]

1.8. Was ist der künstlerische Prozess?

Der künstlerisch tätige Mensch steht im künstlerischen Prozess in einer Spannung zwischen polaren Kräften, Friedrich Schiller nennt es die Formkräfte und die Stoffkräfte. Die einen zwingen ihn in eine Form, lassen ihn aber auch darin erstarren, die anderen zwingen ihn, dadurch, dass er seinen Trieben, Antrieben ausgeliefert erscheint und sich in den mannigfaltigen Bewegungen des Lebens auflöst, sich zu verflüchtigen.
Nur eines vermag den Menschen, sagt Friedrich Schiller, aus diesen, von zwei Seiten wirkenden Zwängen zu befreien und das ist das freie Spiel.
Im freien Spiel wird dasjenige, was seiner Neigung nach unvereinbar ist, durch eine Überhöhung der polaren Spannung befreit. Es entsteht Freiraum für unser eigentliches Menschsein, dafür, dass wir spielen, kreativ und produktiv sein können.
Nur im Ringen um künstlerische Prozesse kann unser Menschentum erhalten bleiben.
Vgl. Friedrich Schiller „Über die aesthetische Erziehung" (1795)

1.9. Was hat Eurythmietherapie mit Ich-Aktivität zu tun?

Durch die Eurythmietherapie wird die Aktivität der im menschlichen Wollen als Potential ruhenden Kraft des höheren Selbstes angeregt. Dort wo dieses Selbst in der Bewegung erscheinen kann, werden die Lebenskräfte der Klientin gestärkt, wird seelische Aktivität aus alten Mustern befreit und können durch die Bewegungsübungen alte Gewohnheiten und starre Haltungen gelöst werden.
Wenn Volker Faust davon spricht, dass beim schizoiden Patienten, bei Störungen der Ich-Aktivität in leichterer Form lediglich das Sprechen und die Bewegungsabläufe gehemmt, gebremst, zäh und stockend, erschwert und verzögert sind, kann man sich gut vorstellen, wie durch die Eurythmie bei diesen Patienten eine allgemeine Verbesserung des Wohlbefindens

erlebt werden kann, wenn sie über das Medium der Bewegung im Kern ihres Menschseins angesprochen werden. (vgl. Anhang 1.4.)

1.10. Beziehungstypen:

Persönlichkeitsmodelle

http://de.wikipedia.org/wiki/Pers%C3%B6nlichkeitsmodell/Riemann [2.2.2009]

Als **Persönlichkeitsmodell** wird ein System bezeichnet, das es erlaubt, die Persönlichkeit eines Menschen zu erkennen. Dabei werden völlig verschiedene Methoden verwendet, um zu einer Einschätzung zu gelangen.

> „Oft basieren Modelle auf Fragebögen mit 60 bis über 200 Fragen. In Voruntersuchungen wird dieser Itempool von Probanden beantwortet. Mittels Faktorenanalyse werden dann aus dem so gewonnenen Material die maßgeblichen Dimensionen gewonnen. Zudem werden Items, die nur gering mit diesen Faktoren korrelieren, aus dem Pool genommen. Der fertige Fragebogen kann dann von der Person selber beantwortet werden. Andere Systeme nehmen als Basis das gezeigte Verhalten, manche verbinden Fragebogen und Beobachtung des Verhaltens.
>
> Ältere Persönlichkeitsmodelle, denen man heute kritisch bis ablehnend gegenüber steht, basierten zunächst auf dem Körperbautyp, dann wurde das Verhalten miteinbezogen.
>
> Zur besseren Handhabung erfolgt die Einschätzung der Persönlichkeit entlang von eigenständigen Dimensionen, die mit Maßzahlen notiert werden. Nicht in allen Fällen müssen die Maßzahlen auf Messungen basieren, die die Grenzen und Teilung festlegen, es genügen oft allgemeine Wertungen, die dann häufig die Teilung von Schulnoten annehmen. Bei der Zusammenfassung von Einzelwerten bestimmt man dann einen Allgemeintypus, der mit einem Eigenbegriff ausgestattet wird und Persönlichkeiten beschreibt, die von einer Untermenge der Eigenschaften dominiert werden. In der Regel ist die Persönlichkeit eines Menschen nicht gleichmäßig ausgeprägt.
>
> Im folgenden soll zum besseren Verständnis exemplarisch ein Persönlichkeitsmodell vorgestellt werden. Es handelt sich hierbei um das DISG-Modell von John G. Geier. DISG steht für die vier Dimensionen: Dominanz, Initiative, Stetigkeit, Gewissenhaftigkeit."

Das DISG-Modell

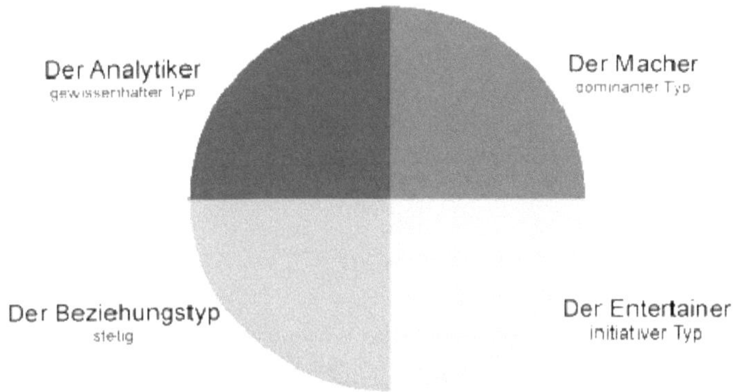

[Diese Seite wurde zuletzt am 5. September 2008 um 14:23 Uhr geändert]

Fritz Riemann (1902-1979) entwickelt die Beziehungstypen aus deren Verhältnis zu Distanz, Nähe, Dauer und Wechsel
Diese werden in seinem Buch *„Grundformen der Angst"* (1961: 14-21) folgendermassen beschrieben:

> „[...]Die *erste Forderung* ist, *dass wir ein einmaliges Individuum werden sollen,* unser Eigensein bejahend und gegenüber andere abgrenzend, dass wir unverwechselbare Persönlichkeiten werden sollen, keine austauschbare Massenmenschen.[...]
> Die *zweite Forderung* [ ] ist die, *dass wir uns der Welt dem Leben und den Mitmenschen vertrauend öffnen,* uns einlassen sollen auf das Nicht – Ich, dem Fremden, in Austausch treten sollen mit dem Ausser – uns –Seienden.[...]
> Die *dritte Forderung ist, dass wir die Dauer anstreben sollen.*[...]
> Und schliesslich die *vierte Forderung* [...] Sie besteht darin, *dass wir immer bereit sein sollten uns zu wandeln.*[...]

Diese polaren Forderungen zwischen Distanz und Nähe und zwischen Dauer und Wechseltypen bestimmen unser Leben und unsere Persönlichkeitsstrukturen und sind bereits in früher Kindheit, als Reaktion auf das Verhalten unserer Eltern, gegenüber ihrem Kleinkind angelegt.
Daraus resultieren vier Grundformen der Angst:

> „1. Die Angst vor der Selbsthingabe, als Ich – Verlust und Abhängigkeit erlebt;
> 2. Die Angst vor der Selbstwerdung, als Ungeborgenheit und Isolierung erlebt;
> 3. Die Angst vor der Wandlung, als Vergänglichkeit und Unsicherheit erlebt.
> 4. Die Angst vor der Notwendigkeit, als Endgültigkeit und Unfreiheit erlebt.[...]
> Fritz Riemann *„Grundformen der Angst"* [1961: 17]"

Diese Formen können, so Riemann, als psychiatrische Krankheitsbilder in ihrer gesteigerten Form erscheinen.
Die oben beschriebenen Formen werden zum narzistische, zum harmoniebedürftigen, hysteroiden und zum zwanghaften Typ.
Heute werden diese seelischen Erkrankungen oft als „posttraumatische Störungen" angesehen.

1.11. Ergebnisse der Studie von Herzberg:

http://de.wikipedia.org/wiki/Zwei-Faktoren-Theorie_(Herzberg) [20.2.2009]

Die Zwei-Faktoren-Theorie (auch Motivator-Hygiene-Theorie) von Frederick Herzberg ist eine Theorie zur Arbeitszufriedenheit und Arbeitsmotivation.

Herzberg befragte Mitarbeiter nach Ereignissen, die zu hoher Zufriedenheit oder Unzufriedenheit geführt hatten, und wertete die Antworten faktoranalytisch aus. Er fand dabei heraus, dass Menschen bei der Arbeit zufrieden sind, wenn die Arbeit selbst zufriedenstellend ist (Motivatoren). Menschen sind hingegen unzufrieden, wenn interpersonelle Dinge und die äußeren Rahmenbedingungen (Hygienefaktoren) ungünstig sind.

Hygienefaktoren

Unter Hygienefaktoren versteht Herzberg Faktoren, welche bei positiver Ausprägung die Entstehung von Unzufriedenheit verhindern, aber nicht zur Zufriedenheit beitragen. Häufig werden diese Faktoren gar nicht bemerkt oder als selbstverständlich betrachtet. Sind sie aber nicht vorhanden, empfindet man dies als Mangel. Zu den Hygienefaktoren zählen insbesondere:

- Entlohnung und Gehalt,
- Personalpolitik,
- zwischenmenschliche Beziehungen zu Mitarbeitern und Vorgesetzten,
- Führungsstil,
- Arbeitsbedingungen,
- Sicherheit der Arbeitsstelle und
- Einfluss auf das Privatleben.

Der Begriff des Hygienefaktors lässt den wesentlichen Gedanken der Theorie erkennen. Die Faktoren der Unzufriedenheit sollen aus der Umwelt des Menschen entfernt werden, wie in der medizinischen Hygiene Gesundheitsrisiken aus der Umwelt des Menschen entfernt werden, um Krankheiten zu verhindern.

Als Beispiel kann man anführen, dass Unzufriedenheit entsteht, wenn die Zusammenarbeit mit anderen nicht funktioniert oder die Unternehmensstruktur „unmöglich" erscheint. Im Falle, dass alle diese extrinsischen Aspekte hinlänglich gut ausgeprägt sind, entsteht allerdings keine Zufriedenheit, sondern ein neutraler Erlebniszustand, der als Nicht-Unzufriedenheit bezeichnet wird (Zustand: Desinteresse oder Gleichgültigkeit). Günstige Hygiene-Faktoren machen also nicht glücklich, sie machen „nur" nicht unglücklich. Dieser Ansatz erklärt auch, warum zu niedrige Löhne unglücklich machen, man die Motivation und die Zufriedenheit von Angestellten aber nicht über das Gehalt unbegrenzt steigern kann.

Motivatoren

Motivatoren beeinflussen nach Herzberg die Motivation zur Leistung selbst und kommen schwerpunktmäßig aus dem Arbeitsinhalt. Motivatoren verändern also die Zufriedenheit, ihr Fehlen führt aber nicht zwangsläufig zur Unzufriedenheit. Das Streben nach Wachstum und Selbstzufriedenheit steht Leistung und Erfolg:

- Anerkennung,
- Arbeitsinhalte,
- Verantwortung,
- Aufstieg und Beförderung sowie
- Wachstum.

1.12. Was ist Salutogenese?

„Die **Salutogenese** (zur Wortherkunft vergleiche Genese) bedeutet soviel wie „Gesundheitsentstehung“ oder „Ursprung von Gesundheit“ und wurde von dem israelisch-amerikanischen Medizinsoziologen Aaron Antonovsky (1923–1994) in den 1970er Jahren als Gegenbegriff zur Pathogenese entwickelt. Nach dem Salutogenese-Modell ist Gesundheit kein Zustand, sondern muss als Prozess verstanden werden.

Aaron Antonovsky wertete 1970 eine Erhebung über die Adaptation von Frauen verschiedener ethnischer Gruppen an die Menopause aus.

Eine Gruppe von ihnen war 1939 zwischen 16 und 25 Jahre alt gewesen und hatte sich zu dieser Zeit in einem nationalsozialistischen Konzentrationslager befunden. Ihre emotionale Befindlichkeit wurde mit der einer Kontrollgruppe verglichen. Der Anteil der in ihrer Gesundheit nicht beeinträchtigten Frauen betrug in der Kontrollgruppe 51 %, im Vergleich zu 29 % der KZ-Überlebenden. Nicht der Unterschied an sich, sondern die Tatsache, dass in der Gruppe der KZ-Überlebenden 29 % der Frauen trotz der unvorstellbaren Qualen eines Lagerlebens mit anschließendem Flüchtlingsdasein als (körperlich und psychisch) ‚gesund' beurteilt wurden, war für ihn ein unerwartetes Ergebnis.Diese Beobachtung führte ihn zu der Frage, welche Eigenschaften und Ressourcen diesen Menschen geholfen hatten, unter den Bedingungen der KZ-Haft sowie in den Jahren danach ihre (körperliche und psychische) Gesundheit zu erhalten. So schuf Antonovsky (im Gegensatz zum Pathogenesekonzept der traditionellen Medizin) das Konzept der ‚Salutogenese' – der Entstehung von Gesundheit.“

Wie entsteht Gesundheit?

Die Hauptthese von Antonovsky ist, dass das Kohärenzgefühl als Kern der Frage „Wie entsteht Gesundheit?“ gesehen werden muss.

„Das Kohärenzgefühl ist eine globale Orientierung, die ausdrückt, in welchem Ausmaß man ein durchdringendes, dynamisches Gefühl des Vertrauens hat, dass die Stimuli, die sich im Verlauf des Lebens aus der inneren und äußeren Umgebung ergeben, strukturiert, vorhersehbar und erklärbar sind; einem die Ressourcen zur Verfügung stehen, um den Anforderungen, die diese Stimuli stellen, zu begegnen; diese Anforderungen Herausforderungen sind, die Anstrengung und Engagement lohnen.“

(Antonovsky 1997:36)

„Gesundheit und Krankheit sind für Antonovsky sowohl von Subjektivität geprägte Erlebnisse als auch von objektiven Faktoren bedingte Zustände, deren Ausprägung auf Gesundheits-Krankheits-Kontinuen gedacht werden kann. Ein solches Kontinuum könnte zum Beispiel zwischen den Polen des Funktionierens und Nicht-Funktionieren gespannt werden. Je mehr funktionierende Anteile ein Mensch enthält, desto wahrscheinlicher wird er sich auch gesund fühlen. Letzteres ist wiederum von anderen Eigenschaften abhängig, z. B. der Qualität des Kohärenzgefühls/Kohärenzsinnes. Jede/r kann theoretisch zu einem beliebigen Zeitpunkt auf einem Kontinuum lokalisiert werden und ist damit nicht entweder gesund oder krank, sondern mehr oder weniger gesund.

Antonovsky zieht aus der physikalischen Erkenntnis über Entropie und den allgemeinen Erfahrungen hierzu den Analogieschluss, dass auch ein lebender Organismus, der ja Zeit seines Lebens Energie freisetzt, permanent der Gefahr von Unordnung ausgesetzt ist und nicht nur gelegentlich oder in besonderen Situationen. Diese Auffassung steht im Gegensatz zum pathogenetischen Modell, das von der Homöostase (einem relativ konstanten Gleichgewicht, das durch unterschiedlichste Kontrollmechanismen und Regelkreise aufrecht erhalten wird) ausgeht, wobei die Gefahr besteht, dass in verkürzter Weise zurückgeschlossen wird, dass Gesundheit durch das Entfernen krankmachender Faktoren, die man als atomistische Teile verstehen kann, sozusagen garantiert sei. Das salutogenetische Modell ist dagegen der Idee der Heterostase verpflichtet, der Meinung, dass sich der Mensch wesentlich im Ungleichgewicht bewegt. Der fehlenden Garantie der Stabilität setzt Antonovsky einen starken Kohärenzsinn entgegen, der als Energie-Regulativ so organisiert ist, dass innen und außen eine höhere Ordnung entsteht. Ein weiterer Analogieschluss besteht darin, dass der Mensch, wie alle lebenden Systeme, entgegen dem Trend zur permanenten Erhöhung der Entropie ein höheres Ordnungs- bzw. Komplexitätsniveau erstrebe."

http://de.wikipedia.org/wiki/Salutogenese
[Diese Seite wurde zuletzt am 16. Januar 2009 um 21:17 Uhr geändert.]

Anhang 2: Daten/ Quellen:

2.1. Das Interview zur Eurythmietherapie:
081205

Klientin
Gibt ihre Antworten immer wieder auf Schweizer-Deutsch. Ich habe sie versucht auf Hoch-Deutsch zu übersetzen

Das Gespräch wurde an Hand des beigelegten Interview - Leitfadens erstellt.
Der Leitfaden wurde einige Tage vor dem Gespräch der Klientin abgegeben.
Sie kam bereits nach 3 Tagen zurück:
„Ich verstehe die Fragen nicht?"
Beim Interview konnte ich die Fragen so formulieren, dass Sie etwas damit anfangen konnte.
Ihre Antworten sind sehr gut formuliert, sie redet schnell und gibt klare Antworten.

1. Einstiegsfrage
2. Mitschüler
3. Lehrer/ Eltern
4. Lernen
5. Probleme/ Herausforderungen
6. Bewegung/ Tanz
7. Heileurythmie
8. Motive
9. Üb-Motive in der Eurythmietherapie
10. Begegnung/ Nähe – Distanz
11. Leistung / Erfolg
12. Lerneifer/ Lernfreude
13. Anerkennung
14. Verantwortung
15. Lerninhalte
16. Entwicklungsorientierung
17. Äussere Faktoren/ Hygienefaktoren
18. Reflektion/ Begegnung

2.1.1. Was müsste in diesem Gespräch geschehen, dass Du sagen kannst, es hat sich gelohnt?

Ich weiss nicht, was mich erwartet. Ich hatte das Gefühl, dass ich meinen Körper jetzt bei beginnender Pubertät nicht im Griff hatte.

Eurythmietherapie entspannt mich beim Lernen.

Wenn ich Hausaufgaben mache, kann ich mich zwischendurch mit Heileurythmieübungen entspannen.

„Mich selber runter holen auf den Boden der Realität, zur Ruhe kommen!", sagt sie.

2.1.2. Was kannst Du mir zu Deinen MitschülerInnen sagen?

Wir haben es untereinander sozial sehr gut – den Lehrerinnen machen wir anscheinend Probleme.

2.1.3. Was kannst Du mir zu Erwachsenen sagen?

Ich bin gegenüber Erwachsenen anständig. Ich übertreibe nicht gegenüber LehrerInnen, beobachte sie aber gut und reagiere darauf, z.B:

Wir dürfen als 8. Klasse noch nicht zur BP Tankstelle in der Pause etwas einkaufen gehen und diskutierten darüber mit der Lehrkraft:

Ich sage meine Meinung darüber und unterschreibe einen Vertrag nicht, den mir die Lehrkraft vorlegt.

Mich stört es, wenn ein Lehrer so oder so aussieht, dann sage ich etwas davon.

2.1.4. Wie lernst Du?

Ich lerne und dann mache ich zwischendurch wieder etwas, danach kann ich wieder besser aufnehmen.

Ich habe ein fotografisches Gedächtnis.

In Sprache bin ich stärker, als in anderen Fächern, aber auch anderes kann ich gut lernen.

Manchmal lerne ich etwas auswendig, obwohl ich es nicht verstehe (Physik)

Ich bin nicht unbedingt für meine Lernmotivation von der Begeisterung gegenüber Lehrern abhängig.

Vertrauensperson:

Wir konnten als Klasse gut mit der Französischlehrerin reden. Sie ist nicht unbedingt mehr eine Lehrerin in diesem Punkt.

2.1.5. Wie gehst Du mit Problemen um?

- Psychische Probleme erzähle ich erst jemanden. Das bringt schon etwas.
- Ich ziehe mich zurück, handle am liebsten gar nicht und komme erst später darauf zurück.
- Ich bin nicht wunschlos glücklich

Meine Melancholie spüre ich im Augenblick am Tag kaum, auf einer Skala von 1-10 (depressiv/1- entspannt/heiter/10) wäre ich auf 10, aber am Abend bin ich oft noch ausgelaugt, auf der Skala bin ich dann 1.

Es geht mir am Abend aber jetzt grundsätzlich besser:

- wenn ich viel zu tun habe/ keine Zeit zum Denken habe
- wenn ich mich abends körperlich anstrengen muss/ Training habe
- wenn ich ein lustiges Telefon habe/hatte

Wenn ich nicht alles erledigt habe, werde ich auch genervt. Man muss den Tag abschliessen.

Wenn ich depressiv bin, ist alles schlecht, wenn mir jemand etwas anvertraut hat, bin ich nicht Ego –Depressiv.

2.1.6. Was bedeutet Bewegung für Dich?

Ich bin nicht sportlich oder tänzerisch veranlagt. Tanz finde ich nicht unbedingt schön.

Ich mache lieber etwas, bei dem ich am Boden bleibe:

Kampfsport

2.1.7. Was bedeutet Eurythmietherapie für Dich?

Schuleurythmie „Finde ich blöd!"

Die Lehrkraft hat es nicht immer im Griff, es ist oft langweilig

Sie gibt sich aber viel Mühe, es besser zu tun.

Jetzt beim „Fluch der Karibik" (Musik zum Film eurythmisieren) machen wir mit!

In der Eurythmietherapie merke ich sofort, dass etwas mit mir passiert!

Eurythmietherapie brauche ich: „Eurythmietherapie ist meine Droge!"

Ich brauche es als Aufputschmittel.
Beim Eurythmieunterricht spüre ich keine direkte Wirkung, bei der Eurythmietherapie schon. Die Senkfüsse sind plötzlich weniger, ich kann meine Augenbewegung besser kontrollieren etc.
In der ersten Periode Eurythmietherapie bin ich von den Erwachsenen hierher geschickt worden:
Ich habe aufgehört, weil ich mich mehr aufs Lernen konzentrieren wollte.
Nach einer Zeit ging es aber körperlich und psychisch sehr schlecht mit mir, darum wollte ich selber wieder in die Eurythmietherapie zurück kommen.

2.1.8. Kannst Du teilhaben an den Motiven und Absichten von deinen Mitschülern?

Ich bin bei keiner „Gruppe"
Ich bin der Typ, dem alle etwas erzählen.
Das finde ich cool, manchmal aber auch etwas belastend, was mir erzählt wird.
Ich bin melancholisch, darum erzählen mir auch alle etwas über ihre Probleme
Es gibt keinen Gruppendruck in der Klasse.
Man schaut, dass man zeitgemäss angezogen ist, aber übt keinen Druck aufeinander aus.
Wir haben einige Schüler in der Klasse, die andere kopieren, das finden wir eher uncool.
In Untergruppen wird schon etwas Druck ausgeübt. Darum haben einige Freundinnen und ich gegenüber den Rauchern, den Nichtraucherclub gegründet.

2.1.9. Was bringt Dich dazu regelmässig Eurythmie zu üben?

Ich finde es einen coolen Unterricht. (sie wird etwas rot im Gesicht, bekommt es warm, greift mit den Händen nach den Wangen)
Sie leben Ihre schlechten Launen nicht im Unterricht aus.
Ich komme mit konkreten Fragen, die auch beantwortet werden.
Ich habe die Eurythmietherapie erst gemacht, weil ich geschickt wurde und Angst vor einer möglichen Augenoperation hatte.
Danach merkte ich, dass ich es brauche.
Jetzt nehme ich mir einfach die Zeit für das „Üben"
Ich konnte das „Üben" im Alltag integrieren.

Früher übte ich aus Angst vor den Folgen des
„Nicht – Übens"(Interpretation von mir; vor der erwarteten Augenoperation).
Jetzt übe ich motiviert, weil es mir ein Bedürfnis ist. Ich brauche es einfach.
Wenn ich mich nicht konzentrieren kann, sauer bin, dann hilft Heileurythmie sofort.

Ich muss schauen, dass ich gesund bleibe, bin im 2007 kränklich geworden, bekam einen schiefen Rücken, die Augen waren wieder weniger kontrollierbar. Ich hatte ein Tief, bin aber sicher, dass es jetzt wieder kommt mit Üben.
Ich hatte Erfolgserlebnisse nachdem ich regelmässig geübt habe:

- Ich brauche es
- Ich kann mich besser konzentrieren
- Ich will meinen Körper benutzen können (nicht Senkfuss und krummen Rücken spüren etc.) – kann anders bewegen und Kraft tanken
- Wir haben zu Hause ideale Räume um üben zu können.

Ich bin melancholisch, stehe dazu.
Ich weiss nicht, warum es mir wieder gut geht, ich weiss aber, dass ich mich nicht kaputt machen will.

Augenarzt:
Hat im 2004 von einer Augenoperation mit +/- 15 Jahren
und davon, dass ich lebenslang eine Brille tragen muss, geredet.
Danach sagte er, dass die Operation nicht nötig sein wird und jetzt
denkt er, dass ich die Brille ab 20jährig eventuell nicht mehr tragen muss.

2.1.10. Was geschieht, wenn Du dich durch eine Lehrerin wahrgenommen fühlst?

Ich/ Wir hatten es gut mit der Lehrerin in Französisch, Sie war etwas mehr als eine Lehrerin, aber das hat nicht unbedingt bewirkt, dass ich leichter Französisch lernte. Jetzt sind das eher andere Lehrer.

2.1.11. Wie wirkt Erfolg auf deine Motivation?

Ich lerne grundsätzlich gerne. Es motiviert mich, dass ich gut auswendig lernen kann. Es kommt aber auch darauf an, für welches Fach ich lernen soll.
Es tönt etwas selbstverliebt, ich kann lernen!

2.1.12. Was bedeutet Lerneifer/ Lernfreude für Dich?

Ich lerne gerne.
Mein Klassenlehrer möchte auch alles mega gut machen.
Er ist zielbewusst und angestrengt, ich will locker sein können.

2.1.13. Was bedeutet Anerkennung für Dich?

Ich finde es nett und bedanke mich dafür und merke, dass ich etwas kann. Das bedeutet mir etwas.

2.1.14. Was löst es bei Dir aus, wenn Du Verantwortung übernehmen kannst?

Ich bin stolz, wenn mir die Erwachsene etwas zutrauen:
Ich will es dann besonders gut machen.
Kindergartenhilfe:
Ich bekam eine Riesenverantwortung, durfte manchmal die Verantwortung von bis zu 10 Kindern alleine übernehmen. Wenn ich jemandem helfen kann, geht es mir immer sehr gut, ich spüre das Vertrauen der Erwachsenen und das überträgt sich auf mich. [Interpretation von mir; Selbstvertrauen]

2.1.15. Wie stark ist Deine Motivation von Lerninhalten abhängig?

Ich bin bei den Besseren - in allen Klassen der Schule.
Ich würde gerne an die Heilpädagogischen Schule studieren gehen/ LehrerIn werden.
Eurythmietherapie interessiert mich sehr.
Wirtschaft interessiert mich ebenfalls sehr

2.1.16. Entwicklungsorientierung?

Mir ist es wichtig, dass ich einen guten Abschluss bekomme. Darum möchte ich so bald wie möglich ans Gymnasium wechseln. Ich bereite mich gerade auf die Aufnahmeprüfungen vor.

2.1.17. Was beeinflusst noch Dein Üb-Verhalten?

Ich will mir beim Üben nicht zusehen (kein Spiegel im Raum), vermeide es, dass ich mich im Fenster sehe.
Ich übe gerne zwischen einzelnen Lernphasen
Die hohen Räumlichkeiten und der Platz zu Hause

2.1.18. Gemeinsame Reflektion:

Offene Fragen:
Ist beim gemeinsamen Bewegen auch Begegnung möglich?
(Frage / Antwort- Dialog)
Kannst Du vom Nachahmen lernen?
Beeinflusst die Erwartungshaltung eines Lehrers oder die gute oder schlechte Beziehung zu ihm mein Lernvermögen?
Du sagst nein, aber vielleicht ist es eine Schicht tiefer doch anders/beobachte Mitschüler?
Was für eine Rolle spielt die Identifikation mit einer Lehrperson beim Lernen können?

2.2.Einzelfalldokumentation:

Einzelfalldokumentation Eurythmietherapie

Klientin: Einzelfalldokumentation von einer, zu Beginn der Behandlung neunjährige Klientin.
Behandlungsperiode 1:2004-2006
Behandlungsperiode 2 2007-2009

In der Einzelfalldokumentation wird auf einzelne Eurythmietherapeutische Übungen hingewiesen. Es ist im Rahmen dieser Arbeit nicht möglich alle Übungen zu erklären.

2.2.1. Diagnose und Angaben zu Therapiezielen/Vorschläge für das eurythmietherapeutische Vorgehen:

Melancholische, schwere. lastende Konstitution
Andere Kinder können mit Sorgen zu ihr kommen
Ist sehr beschäftigt mit sozialen Prozessen in der Klasse
In ihrer Freizeit unterstützt sie die Kindergärtnerin bei Ausflügen, bekommt die Verantwortung über einzelne Kinder - wird im Laufe der 5. Klasse (elfjährig) eine feste Kindergartenhilfe

Auftrag: Schielen und Senkfüsse behandeln, in die Leichte führen.

Angaben des Arztes
Starke Senkfüsse; linkes Auge bewegt nicht mit – Erste Diagnose vom Augenarzt: Das Auswärtsschielen wird sich verstärken und muss rund dem 15. Lebensjahr operiert werden. (kein räumliches Sehen)
Sie wird ihr ganzes Leben eine Brille tragen müssen
Anthroposophischer Arzt: Sulfur B 30 Tropfen und Chalkosin D 6
Rhythmisches System stärken

2.2.2. Problemdarstellung/Erwartung/Zielsetzung aus der Sicht des Patienten

Die Schülerin ist erschrocken darüber, dass sie sich am Auge operieren lassen muss. Sie möchte erreichen, dass sie nicht operiert werden muss.

2.2.3. Erster Eindruck: Globale Wahrnehmungen (Atmung/Haltung/Händedruck)
(Im Nachfolgenden werden alle Daten durch den Eurythmietherapeuten erstellt)

Sie ist sehr aufmerksam, auf mich fokussiert.
Sie will es gut machen und übt auch zu Hause von Anfang an.
Rundlich in Gestalt und Wangen, etwas babyspeckartig.
Verkrampfte gestaute Schultern und „Patschhändchen"
Kann sich sehr klar formulieren, wenn sie etwas nachfragen muss.
Arme und Beine eher schwach, wenig Muskelspannung
Von den Knien abwärts deutlich eingesackt
X-Beine und Senkfüsse

2.2.4. Bewegungsgestalt (spezifisch zu Beginn der Behandlung)

2.2.4.1. Gestalt:
Gedrungen im Schulterbereich, etwas rundlich und in die Schwere gesackt.
X-Beine und Senkfüsse
Atem ist etwas gestaut
Kopfhaltung verkrampft nach vorne, unten gerichtet, wie wenn sie von oben hinten oben zusammen gestaucht werden würde.
Braune Augen, dunkle Haare
Der Blick ist während dem Bewegen nach innen gerichtet
Hinterkopf wirkt eher kleinköpfig/ der Gesamteindruck des Kopfes ist grossköpfig

2.2.4.2. Haltung:
Wach und aufmerksam
Ganz bei sich
Spürt sich im Rumpf gut, aber ihre Glieder sind wenig durchdrungen

X-Bein und Senkfüsse
Zusammengedrückt von oben
Schultern gestaut
Aufrichtekräfte müssen verstärkt werden

2.2.4.3. Bewegung:
Rechte Schulter und Arm sind etwas nach hinten gezogen und verkrampft
Mit dem linken Arm driftet sie manchmal nach aussen beim M
U es ist schwierig, die Arme von Anfang an zu bewegen,
Beim M sind die Augen oft nicht dabei/Blick nach innen
Rhythmische Übungen kann sie gut abnehmen
Hände sind wenig durchgestaltet
Die etwas zu gross wirkenden Füsse sind beim Laufen etwas nach aussen gedreht.
Wenn sie das Gleichgewicht nicht halten kann, staut sie, sonst kann sie ruhig und fliessend bewegen

2.2.5. Befund (Zusammenfassende Charakterisierung)

S ist geistig sehr regsam, macht einen phantasiereichen Eindruck und ist manchmal überfordert im sozialen Bereich. Sie nimmt viele Eindrücke von der Schule mit nach Hause - verträgt Ungerechtigkeiten nicht – wird aber auch aktiv, wenn etwas passiert ist, zum Beispiel: „Sie ruft als Zehnjährige einen 9. Klässer an, wieso er einen Schuhlöffel kaputt gemacht hat!" (persönliche Notizen)
Sie kann aber solche Eindrücke schlecht verarbeiten, sie lassen sie nicht los.
Sie versteht kleine humorvolle Nuancen im Alltag und geniesst denselben.
Sie ist gerne hilfsbereit und für andere tätig.
Nicht unbedingt intellektuell orientiert, aber eine gute Schülerin.
Wenn man Sie im Umgang mit anderen sieht, wird sie wahrscheinlich einmal in einem sozialen Beruf arbeiten wollen.
Physisch sackt sie in die Schwere, hat zu wenig Aufrechte. Ihr Auge verspringt immer wieder, was sie beim Schreiben und im Unterricht stört.
Ihr Gang ist unsicher, zögerlich und ihr Gleichgewicht schwach. Sie geht nicht gerne ins Turnen. - Bewegt sich generell nicht gerne.

2.2.6. Therapieziele (welche Übungen sollen zur Anwendung kommen/eventuell welche Reihenfolge)

Mit Stabübungen, Stabwerfen und dreiteilig Schreiten (mit Raumesrichtungen) soll sie eine Beziehung zum Raum entwickeln können.
Rhythmusübungen, CD, rhythmisches R sollen helfen die Aufrechte zu stärken. Es geht darum die Aufrechte vom rhythmischen System her zu unterstützen.
Mit Fussübungen soll rückwirkend auf die Augen gearbeitet werden.
LMRFU sollen auf Schielen und Myopie wirken, vor allem durch Einbezug von Farbempfindung und dadurch, dass die Bewegungen exakt im Raum sich einordnen. Den Blick dabei auch mit einbeziehen.
M so üben dass immer die Arme parallel bleiben und sie wirklich zwischen den Händen beim Fenster raus sieht.
Fussübungen für-X Beine und Senkfuss

2.2.7. Was soll mit den Übungen erreicht werden?

Ihre Aufrichte soll verstärkt werden, die Bewegungen gekräftigt und das Schielen gemildert werden können.

2.2.8. Wie soll es erreicht werden? (spezielle Mittel)

Wichtig ist:
Über Bilder und Phantasiekräfte zum Bewegen anregen und
Anerkennung ihrer Leistung sofort vermitteln.
Sie zum regelmässigem Üben anregen

2.2.9. Bewegungsgestalt hat sich gegenüber Punkt 6 im Januar 06 folgendermassen verändert:

2.2.9.1. Gestalt:

Hat eine Streckungsphase durchgemacht, einen starker Längenwachstum und dabei alles Rundliche verloren. Im 05 wird sie wieder etwas rundlicher. Sie bekommt einen harmonischen Körperbau.

2.2.9.2. Haltung:
Sie hat ihre observierende Haltung losgelassen
Schaut nicht mehr ständig, wie ich es mache, sondern erzählt auch zwischendurch etwas, wirkt entspannt.
Die Schultern sind nicht mehr gedrungen, der Kopf ruht frei auf dem Rumpf
Die Aufrichtekräfte sind spürbar verbessert.

2.2.9.3. Bewegung:

Es ist ein „kleines Wunder" passiert. Aus einem Kind, welches sich ungeschickt und unsicher bewegte wurde jemand, die die Schönheit der eurythmischen Bewegung erfasst und von Innen heraus bewegen gelernt hat.
M ist durchlässig in den Schultern und durchatmet
B mit den Füssen ist nicht mehr klein und bei sich, sondern kraftvoll, gross und sicher ausgeführt Die Hände werden leicht und durchlässig.
Skoliose I macht sie auf einem Bein stehend wie eine Joga - Meditationsübung, ganz gehalten von Innen
Gegenrhythmus mit Kreuzschritt (liegender 8) geht ausgezeichnet.
Die Parallelität der Arme beim Bewegen (U -Übung) ist noch immer ein Problem.
Sie spreizt ab und zu die Finger bei gestreckten Bewegungen
Das Stab S mit den Füssen bringt sie runter auf den Boden.
Ganze Teile der Heileurythmiestunde kann ich einfach sitzen, staunen und zuschauen.
Stäbe werfen, kann sie jetzt mit beiden Armen auf grossem Abstand, ohne nur mit der Wimper zu zucken.

2.2.10. Therapieverlauf (in Vergleich mit dem Ersteindruck):

Durch die Angst vor einer Operation war S von Anfang an motiviert zu Hause zu üben und hat es auch mehr oder weniger durchgezogen. Diese Eigenaktivität wirkte enorm unterstützend für den Therapieverlauf.
26.3.04 bemerkt sie bereits, dass das Auge weniger verspringen.
19.3. Sagt sie, dass sie nicht möchte, dass ihr die Eltern zuschauen beim Üben, dass irritiert sie.
2.4. Hautausschläge werden wieder stärker. Sie möchte Übungen dafür.
2.4. Sie sagt, dass sie mit dem linken Auge, dem Kranken, besser sehen kann und jetzt das andere Auge verspringt.
28.5. kommt S zu mir und sagt, sie habe letzte Woche NUR 4 Mal geübt
11.6. Stäbe werfen geht bereits sehr gut
27.8. kommt nach den Sommerferien zurück. Sie ist sehr gewachsen. Sie muss dem S mit den Füssen mehr Raum geben (Abstand zwischen den Beinen ist eine Fusslänge

2.7. Bei vielen Lauten hat sie die Neigung den linken Arm etwas seitlich wegtreiben zu lassen (dieselbe Bewegung welche mit dem Auge passiert)

3.9. Zwischenziele: Parallelität der Arme bei MU und durch den Rücken runter kommen in die Beine

Dreiteiliger Schritt mit Raumesrichtungen und
Skoliose I (auf dem rechten Bein stehend verwackelt sehr)
29.10. ruft sie mir schon am Gang entgegen, dass die Übungen nichts geholfen haben, eine Mitschülerin ganz neugierig: „Findest du Eurythmietherapie blöde" Sie reagiert genervt.
Bilder helfen ihr die Laute besser greifen zu können
3.12. Sie soll die Gebärden mehr aus dem hinteren Raum ansetzen nicht vorne hängen bleiben.
10.12. Sie hat es zu Hause geübt und eine Veränderung ist sichtbar
14.1.05 ich habe etwas raus gefunden – wenn das Auge verspringt, versuche ich auszugleichen, dadurch, dass ich wieder mehr mit demselben, dem linken Auge schaue.
28.1. Sie langweilt sich beim Farben – Sehen!
Wir bringen eine 2. Farbe dazu, jetzt verändert sich etwas in der Intensität, wie sie wahrnimmt.
4.3.Die Augen verspringen sichtlich weniger, sie sagt, dass sie es nur noch hat, wenn sie müde ist.
20.5. Einen neuen Gegenrhythmus eingeführt: - - --- und - --- -
2.9. Sie hat ab jetzt morgens um 8.00 Stunde, dann verpasst sie weniger vom Unterricht.
16.9. Der Schritt beim S mit Stab ist manchmal noch zu schmal
7.10. D bleibt immer wieder schwierig (von oben runter gehen und dabei rückwärts laufen)
S mehr von der Hüfte weg dehnen
28.10.Selina ist stolz dass sie den gelben Gurt im Judo geschafft hat und hat eine ruhige harmonische Ausstrahlung. Sie ist wieder etwas gewachsen, aber auch runder geworden.
25.11. Sie kennt die Übungen sehr gut und weiss wie sie sie ausführen muss, woran sie arbeiten kann.
Kopfhaltung und Gleichgewicht bleiben noch ein wenig problematisch, es hat sich aber sehr verbessert.
20.1.06 **„Ich bin im Thermalbad gewesen, wenn man aus der Hitze raus kommt, ist man wie befreit. So ist es mit der Heileurythmie, wenn wir abschliessen, kann ich plötzlich tief durchatmen."**

Neues Zwischenziel: Beine stärken, Glieder und Arme lösen
Energie mehr rauf strömen lassen

27.1. Der Augenarzt sagt, dass sie vielleicht doch nicht operiert werden muss
22.3. Eltern auf Besuch:
LMFRU immer mit ruhigem Blick
S mit Füssen ausgezeichnet
Im Rücken, Nacken Bereich ist sie manchmal noch unsicher, aber sie kann jetzt ruhig mit der Heileurythmie aufhören.
Im Moment möchte sie ihre Energie aufs Judo und die Musik richten.
Vielleicht kommt sie auch wieder zurück in die Eurythmietherapie.
Noch 3 Mal Eurythmietherapie, dann beenden.

2.2.11. Krankheitsverlauf/Gesundheitsentwicklung (Aufgrund von Angaben des Arztes, Klienten und Eltern (bei Kindern))

Sie ist von einer sehr reflektierenden Haltung und kleinen, verunsicherten Bewegungen zu grossen kräftigen Bewegungen gekommen. Sie hat ein sicheres energisches Auftreten und ist weniger genervt.
Der Augenarzt sagt, dass sie vielleicht doch nicht operiert werden muss.
Dann später, dass sie nicht operiert werden muss und die Brille vielleicht nur bis zum 20. Lebensjahr tragen soll.

Ihre Klassenlehrerin berichtet, dass sie sich mit Sport anfreunden konnte und keine Antipathie mehr gegen das Turnen hat.
Sie geht ins Judo
Sie ist in mehreren Orchestern mit ihrer Geige
Eltern und Lehrerin sind zufrieden mit dem Verlauf.

2.2.12. Abschluss der Therapie, Rückschlüsse, was entscheidend für den Heilungsprozess war:

Entscheidend für den positiven Therapieverlauf war der Wille der SchülerIn, das Schielen der Augen in den Griff zu bekomme und ihre fast täglichen Übungen zu Hause.
Anerkennung ihrer Leistung spornte sie zu weiterem Üben und Forschen an.
Jedes Mal, wenn ich auf ihre Impulse und Fragen einging, hat sie sehr positiv reagiert, sie fühlte sich ernst genommen.
Die Interaktion zwischen ihr und mir über den Verlauf
Die Übungen haben als Gesamtkomposition gewirkt.
Besonders wirksam waren die Vorübungen bei denen die Klientin sich auf einzelne Farben konzentrierte. Dieses „Farben schauen“ und sich im Nachbild die Gegenfarbe bewusst machen regt die Lebensenergie im Auge an.
Ihre Selbstbeobachtungen am Auge im Alltag
Die Übungen selber; im Besonderen; den linken Arm nicht wegdriften lassen (was für sie auch einen Zusammenhang zwischen Auge und eurythmietherapeutischer Übung sehr klar machte- das Auge driftet nach links weg, mein Arm auch!)
Die Behandlung der Senkfüsse durch die Steigerung der Aufrichtekräfte über das rhythmische System.
Das Raus -Schauen während der Übungen und die Fussübungen
Die S - Übung mit dem Stab hat sie auf den Boden runter geholt.
Die Sulfur- Behandlung vom anthroposophischem Arzt

2.2.13. Neubeginn/Gründe:
Depressive Verstimmtheit behandeln und Aufrichtekräfte verstärken
Sie spürt wieder vermehrt ihre Senkfüsse und verliert tagsüber viel Energie.
Abends ist sie oft sehr erschöpft.
Augenheileurythmie wieder aufgreifen:

Erst arbeiten wir am Aufbau des Energiehaushaltes mit LMNR und andere Übungen, danach an den Tierkreisgebärden zu den Lautgebärden
und schlussendlich gehen wir wieder zur Augenheileurythmie.

2.2.13.1. Gestalt:
Im Grossen und Ganzen ist sie in einem starken Wachstumsprozess, man kann noch nicht so viel sagen. Ein starker Längenwachstum hat eingesetzt.

2.2.13.2. Haltung:
Sie läuft wieder aufrechter, die Senkfüsse sind aber noch nicht so ganz im Griff.
Die Kopfhaltung ist wieder verbessert.

2.2.13.3. Bewegung:
Sie hat wieder zu einer durchatmeten Bewegung gefunden. Das Auge ist sehr stabil und treibt kaum mehr weg.
Die melancholisch, erduldende, inneren Bewegung wurde durch Interesse an der Welt abgelöst.

2.2.14. Krankheitsverlauf/Gesundheitsentwicklung (Aufgrund von Angaben des Arztes, Klienten und Eltern (bei Kindern))

Sie selber sagt im Interview am 5.12.08, dass Sie bis 06 die Übungen immer machte, weil die Erwachsenen fanden, dass es gut für Sie ist. Jetzt ist das anders. Nachdem Sie mit der Eurythmie aufgehört hatte, ging es ihr relativ schnell im Sozialen in der Klasse und gesundheitlich wieder viel schlechter. Die Eurythmie war für Sie eine Art (Gesundheits) Droge, sagt sie, sie braucht es einfach um gesund zu bleiben.

Sie hat sich zum Geburtstag gewünscht, wieder Eurythmietherapie bekommen zu können.
Sie hat Interesse in die Eurythmie selber bekommen und macht freiwillig die Übungen zwischendurch. Wenn sie lernt, macht sie Heileurythmiepausen, so kann sie besser den Stoff aufnehmen. Wenn sie gestresst ist, macht sie für sich Heileurythmie und kommt wieder auf den Boden.
Jetzt kann Sie wieder normaler Laufen, ist nicht mehr so schnell erschöpft und hat im Sozialen wieder einen guten Zugang zu den Anderen gefunden.
Gruppendruck belastet sie nicht. Weil viele Mitschüler rauchen, hat Sie mit einigen KollegInnen einen „Nichtraucherklub“ gegründet.
Dass Ihr fast alle SchülerInnen immer wieder ihre Probleme erzählen ist ein Segen, aber auch ein Fluch. Manchmal belasten Sie die Informationen, die Sie bekommt.
Der Klassenlehrer findet, dass kurz nach Therapiebeginn grosses Interesse in den Unterrichtsstoff sichtbar wurde. Sie ist eine der wenigen SchülerInnen, die im Moment aus Interesse lernt.
Es wurde eine allgemeine Leistungssteigerung wahrgenommen.
Die Mutter hört wenig von der Tochter, wie es ihr wirklich geht, findet aber, dass Sie energetisch wieder aufgebaut wurde.

2.2.15. Abschluss der Therapie, Rückschlüsse, was entscheidend für den Heilungsprozess war:

Ihr starker Wille die Eurythmie in den Alltag zu integrieren.
Die Anerkennung ihrer Leistungen durch Therapeut und Eltern
Dadurch, dass sie selber mit Fragen in die Eurythmietherapie kommen konnte, wurde direkt an dem gearbeitet, an dem sie gerade dran war.
Die Freiräume, die entstanden durch das regelmässige Üben und durch die Art der Therapiestunden, die es ermöglichten, dass das geübt wurde, was sie gerade brauchte, gaben ihr die Chance von innen heraus die Eurythmie zu ergreifen.
Der altersgemässe Umgang, der auch Hintergründe der Eurythmietherapie berücksichtigt.
Die gesundheitlichen Erfolge, die sich durch die Eurythmietherapie einstellten.
Anerkennung der Leistung, gegenseitiges Wahrnehmen und gemeinsam suchen, was es braucht, die Möglichkeit sich selber sein zu können waren Grundpfeiler in der Eurythmietherapie. Der Wille die Übungen regelmässig zu machen stellte sich dadurch ein und förderte die gesamte Entwicklung von S.